認知症をくいとめる!

1日3分
脳番地トレーニング

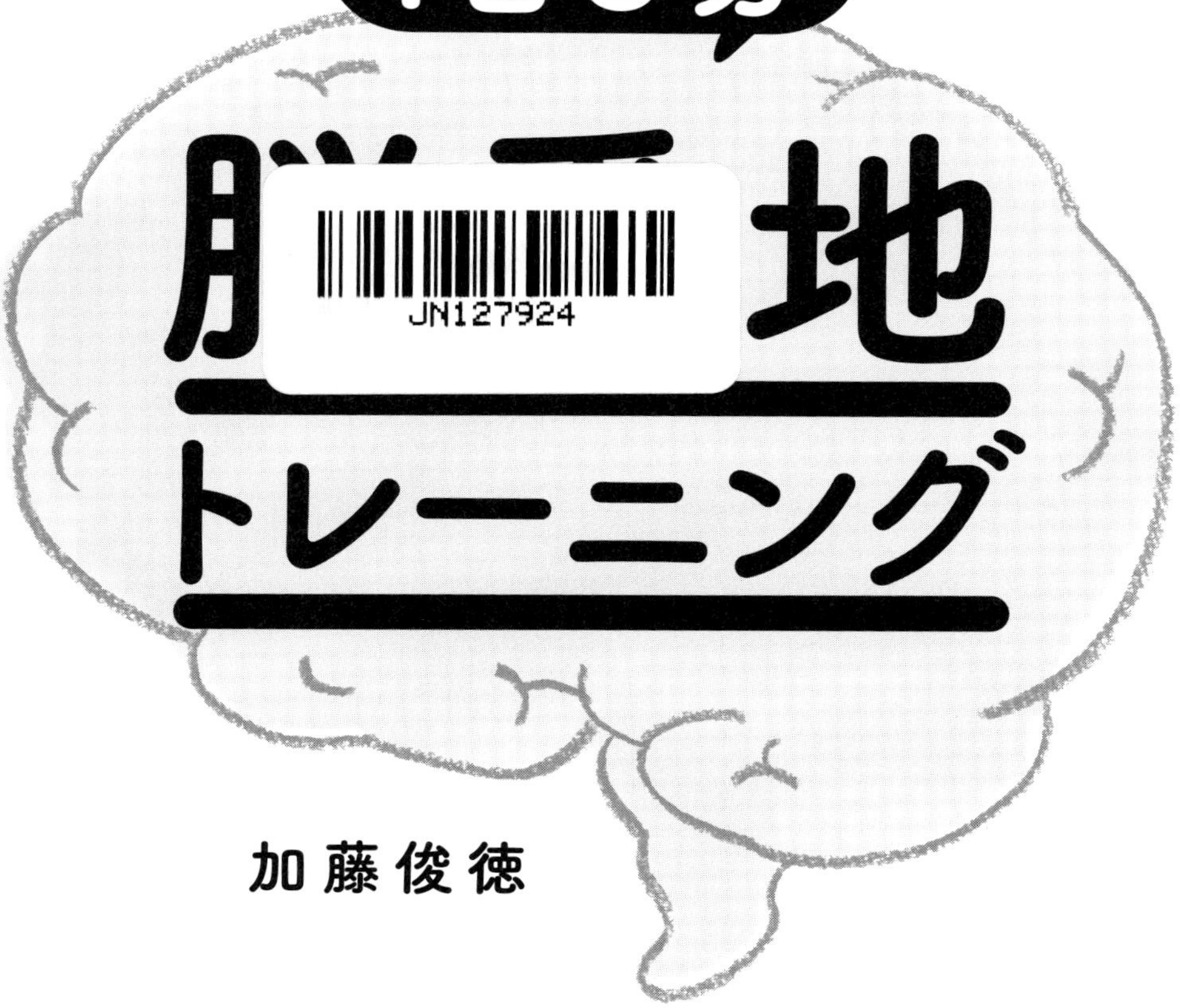

加藤俊徳

PHP

はじめに――脳は何歳からでも成長できる！

「最近、人の名前がすぐに出てこない」

「冷蔵庫を開けたとたん、何を出したかったか忘れてしまう」

――そんなとき、「もしかして、認知症!?」と不安になっていませんか？

その程度なら、ちょっとした度忘れの範囲内です。

しかし、「しょっちゅう会っている友人の名前が出てこない」ことがあれば危険信号。ごく早期の認知症の疑いありです。

しかしこれも早めに対処すれば、くいとめることができます。

くいとめるどころか、脳を若返らせることもできます。

「まさか！　脳は年齢とともに衰えるものでしょう？」

と思われるでしょうか？　実はそうではありません。

脳は人体中もっとも寿命の長い器官で、なんと１２０年も生きられます。

しかも、年齢とともに成長することもできます。

脳内にはもともと、一生かかっても使い切れないほど膨大な数の神経細胞があり、日ごろ私たちが使っているのは、そのごくごく一部。年齢とともに神経細胞の数が減ることは事実ですが、これまで使わなかった神経細胞を目覚めさせれば、働きを十分にカバーできるだけでなく、ときにはさらに働きの良い脳にもできます。

では、神経細胞を目覚めさせるには何が必要なのでしょうか。

答えは、脳を鍛えること。

そこで有効なのが、「脳番地」を刺激するトレーニングです。

脳番地には、「思考」「伝達」「運動」「視覚」など、8つの分野があります。

その各所を上手に刺激すれば、脳全体も活性化します。

この本では、そのノウハウを「エクササイズ」と「生活習慣」に分けて紹介します。いずれも、楽しくできるものばかり。楽しくて面白いことも、脳の若返りには不可欠です。楽しみながら老化を撃退し、衰えない脳へと鍛え上げましょう。

そして、充実した老年期を迎えましょう！

認知症をくいとめる！　1日3分「脳番地」トレーニング　もくじ

PART 2

脳番地エクササイズで認知症をくいとめる！

朝の「目覚める」エクササイズ

夜の「リセットする」エクササイズ

PART 3

認知症をくいとめる！　日常生活の工夫

装丁デザイン　小口翔平＋岩永香穂（ｔｏｂｕｆｕｎｅ）
イラスト　田中麻里子
本文デザイン・組版　朝日メディアインターナショナル株式会社
編集協力　林加愛

PART 1

脳と身体を鍛えて
いつまでも
元気に過ごす！

各節末に【CHECK！ これができれば大丈夫】
を掲載しています。
各節を読み終えた後にチャレンジし、
ご自身の脳の状態をチェックしてみましょう。

認知症の6つの予兆に注意

◆会話、感情、習慣——脳の衰えが生活を壊す！

認知症とはそもそも、どのような症状なのかご存じですか？
迎えうつべき敵を知るために、まずはその「6つの予兆」を知っておきましょう。

①時間が気にならなくなる

「何時にこれをする」といった習慣が停止する、待ち合わせの遅刻が増える、など。

②話が噛み合わなくなる

さっき話したはずの話題についてまた話し始める、聞いたはずの話を忘れている、など。記憶を司《つかさど》る「海馬《かいば》」が萎縮《いしゅく》している可能性あり。

③物事が一回ではすまなくなる

同じ質問を何度も繰り返す、一度したことを何度もする、など。これは、体験が記憶に残らなくなっているサイン。

④以前より気持ちが抑えられなくなる

小さな予定変更でパニックになったり、やたらに怒りっぽくなったり。感情の起伏の激しさは、物事を理解できないストレスで脳が興奮しやすくなっている印。

⑤時間が経つと記憶がなくなる

買い物に出たはずが、「どこに行くつもりだったの？」「今なぜ、外にいるの？」と頭の中が真っ白に。こうなるとすぐにでも受診が必要なレベル。

⑥いつもしていたことをしなくなる

長年の趣味に興味を持たなくなるなど、日常への関心が薄れるのも危険信号。

CHECK!

これができれば大丈夫

本を閉じて、「6つの予兆」を言ってみましょう。

↓

4つ言えたらセーフ！

自転車に乗れても、行先を思い出せない!?

◆認知症になると「出来事記憶」が失われていく

前節の「6つの予兆」を見てわかるのは、**認知症が「記憶」と深く関わっている**ということです。

つまり認知症とは、記憶がなくなることなのです。

正確に言うと、記憶の中の一種類、「出来事記憶」が失われていくということです。

人間の記憶には「手続き記憶」と「出来事記憶」があります。

手続き記憶とは「自転車の乗り方」「ピアノの弾き方」「包丁さばき」などの、練習して習得すると、言葉を使わなくとも身体が覚えている記憶のこと。

対して、出来事記憶は「あの人がこう言った」「今朝《けさ》はトーストとハムエッグを食べた」などの、経験した過去の記憶です。

記憶の拠点「海馬」が萎縮すると、こうしたエピソードが消えたり、覚えられなくなったりします。

これはアルツハイマー型認知症の典型的な症状です。

私がクリニックで診ている患者さんの中にも、動作の手続き記憶は健在なのに、出来事記憶は失われる、という方がたくさんいます。

難しい数学パズルが解ける方もいますし、自転車に乗れる方もいます。「自転車に乗る」という手続き記憶は脳梗塞《のうこうそく》で損傷しない限り、衰えないのです。

しかし、自転車でどこに行くつもりだったのかは忘れてしまう——これが認知症の症状なのです。

CHECK!

これができれば大丈夫

あなたの頭に今、思い浮かぶ「手続き記憶」と「出来事記憶」を一つずつ言いましょう。

⇩ **1分以内に出てくればセーフ!**

脳の「8つの番地」の連携を深めれば、老化に勝てる

◆脳は「8つの番地」に分けられる

脳には、１０００億超の神経細胞があります。この細胞たちは、役割ごとに集まって、脳の一定の箇所に拠点を持っています。

そこで私は、脳全体を「地図」に見立てて、役割ごとに「番地」を振りました。

これが「脳番地」です。細かく分ければ１２０、大まかに分けると8つあります。

神経細胞は年齢とともに減少・老化しますが、脳番地同士の連携力は年々成長します。

この連携力をさらに強めていくのが、脳を若返らせる秘訣《ひけつ》です。

では、８つの脳番地の役割をご紹介しましょう。

1 思考系

深く考えるときに働く。鍛えれば柔軟・複雑な思考ができるようになる。

2 感情系

喜怒哀楽を感じ、人の感情を理解する。死ぬまで成長し、衰えにくいのが特徴。

3 伝達系

コミュニケーション能力の拠点。話す・聞く・伝える能力を司る。

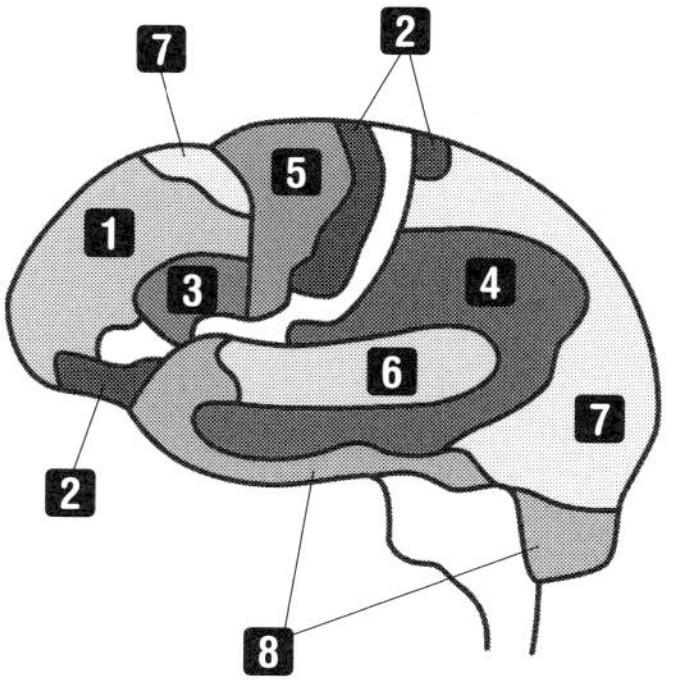

4 理解系

五感を通して入ってきた情報を知識に換える。好奇心がある限り成長し続ける。

5 運動系

身体の動きを司る。他の脳番地との連携が強く、呼応しあって働く。

6 聴覚系

音や言葉の情報を処理する。言語系情報は左脳、非言語系情報は右脳が担当。

7 視覚系

文字、光、形、色を判別するほか、「動体視力」や「価値を見極める」役割も。

8 記憶系

位置は海馬周辺。「覚える」「忘れない」「思い出す」などの役割を担当。

得意・苦手な脳番地チェック

1 思考系

□ 二つのことを同時にこなせる
□ 意見を人に説明できる
□ いつも冷静でいられる
□ フットワークが軽い
□ 物事をすぐに決められる
□ 新しいことに挑戦する意欲が高い
□ 毎日安眠できている
□ 身体に痛いところがない

▶チェック結果＝□個

2 感情系

□ ドキドキ、ワクワクの種は尽きない
□ テレビを観て泣いたり笑ったりする
□ 怒りを抑えられる
□ 急な気分の変化は少ない
□ 顔の表情は豊かなほう
□ これからの人生も楽しいことはたくさんあると思う
□ 食べ物や酒でストレスを発散することはない
□ 人の話にたいてい共感できる

▶チェック結果＝□個

3 伝達系

□ 会話するのが好き
□ 会話時、大声ではなく落ち着いたトーンで話せる
□ 一人でいるより人と交流したい
□「マズイことを言った」という失敗は少ないほう
□ 言ったことを誤解されることはまずない
□ 人をひきつける話し方ができる
□ 手紙やメールを書くのは苦にならない

▶チェック結果＝□個

4 理解系

□「最近の若い人は……」と思うことはない
□ わからないことは、わからないままにしたくない
□「聞き上手」と言われる
□ 違う世代の人とも話ができる
□ カッとすることはほとんどない
□ 地図を読むのが得意
□ 人の立場を考えて発言できる
□ 整理整頓が得意

▶チェック結果＝□個

脳番地ごとのチェックテスト、あなたはいくつできますか？　チェックが多いほど得意な脳番地、少ないほど苦手な脳番地です。チェックの個数だけでなく「偏り」にも注目。苦手分野は積極的に鍛える必要あり！

7 視覚系

- □ 探し物を見つけるのがうまい
- □ 人混みでもぶつからずに歩ける
- □ 乗り物の窓から景色をよく眺める
- □ 映画館や美術館によく行く
- □ 空、月、星を見上げるのが好き
- □ 落ちているゴミにすぐ気づく
- □ 間違い探しパズルが得意
- □ 本や新聞を読むのは苦にならない

▶チェック結果＝□個

5 運動系

- □ 食べこぼさずに食事できる
- □ 毎日6000歩以上歩いている
- □ 外出することが多い
- □ 座り仕事のときはこまめに立つ
- □ 脱いだ服はすぐたたむ
- □ 汗はきちんとかいている
- □ 掃除がおっくうではない
- □ 利き手でない手もそこそこ器用

▶チェック結果＝□個

8 記憶系

- □ 自慢話をしようとは思わない
- □ 忘れ物はめったにしない
- □「あの～」「え～と」と言うことは少ないと思う
- □ 人の名前はすぐ出てくる
- □ 日記を書く習慣がある
- □ 冷蔵庫を開けて「何を出そうとしたんだっけ？」はめったにない
- □「その話はもう聞いたよ」と言われることはまずない
- □ 昨日食べたものを３食思い出せる

▶チェック結果＝□個

6 聴覚系

- □ 会話をするとき、相手も自分も同じ分量だけ話している
- □ 聞こえなくて困ることは少ない
- □ 聞き間違いは少ない
- □ 二つ以上のことを同時に言われても聞き取れる
- □ にぎやかな場所も苦にならない
- □ 騒がしい場所でも会話できる
- □ 会話中、相手と言葉が重なることや、相手の話を遮《さえぎ》ることはない
- □ リズム感はあるほうだと思う

▶チェック結果＝□個

運動系脳番地を鍛えれば、認知症はくいとめられる

◆運動系には「認知症のモト」が溜まりにくい

認知症を予防するうえで、８番地の中でもっとも強力な決め手になるのが運動系です。

その理由は、「老化物質の溜《た》まり方」にあります。

認知症のほとんどは、「アミロイドβ《ベータ》タンパク質」「タウタンパク質」という老化物質が脳に蓄積することによって発症します。

老化物質の蓄積は長い年月をかけて脳の各所で起こりますが、前頭葉や後頭葉に溜まっている間はほとんど無症状。40代、50代から蓄積が始まっていても、まず気づくことはありません。しかし、側頭葉にある海馬にまで蓄積し始めると、記憶が衰えだします。

それをくいとめるのが、運動系の脳番地です。

なぜなら運動系は、もっとも蓄積が起こりにくい場所だからです。

運動系は、他の脳番地との連携力がとりわけ強い、という特徴もあります。**運動系を働かせれば他の部位にも刺激が与えられ、老化物質の蓄積をくいとめられます。**

つまり、認知症をくいとめたければ、運動をすればいいのです。

身体を動かすときに活性化するのは、運動系脳番地だけではありません。

ラジオ体操などの全身運動をすれば、「左腕が上がりづらいかも？」「右側はよく曲がるのに左側は硬いなあ」といった発見ができます。このとき、理解系や思考系の脳番地も活性化しています。

こうしたセルフモニタリング——自分の現状を把握し続けること——が大切。

「自覚」こそ、認知症予防の強固な砦《とりで》なのです。


CHECK!

これができれば
大丈夫

本を閉じて、脳に蓄積する老化物質の二つの名前を言ってみましょう。

⇩ **最初は片方言えればセーフ。二度目以降は両方を目標に！**

「脳のヘアバンド」を元気にしよう

◆「足・手・口」を動かせば脳が活性化する

運動系脳番地は、両耳と頭頂部を結ぶ「ヘアバンド」の形をしています。つむじの近くの頭頂部には「足の動き」を司る拠点があります。その両側3センチの位置に「手の動き」を、さらに両側1センチの位置に「口の動き」を司る拠点があります。

「手足」と「口」が同じジャンルなのは、意外に思えるかもしれませんね。しかし口も立派な運動器官です。笑顔になったり、言葉をしゃべったり、モノを噛んだりするのは、すべて顔面を含む口周りの筋肉の運動です。口を動かせば、顔の筋肉が動いて表情が変わります。

足・手・口の動きを司る運動系は、脳の中で最初に発達を始める場所です。

赤ちゃんは生まれた時点で、もう手足を動かしていますね。その後自分の足で歩き、手でつかむことができるようになってから、「これは何だろう」「この字はどう読むのだろう」と、考える力が育っていきます。

動けば経験が増え、経験が増えれば思考が増える、というわけです。

老年期の衰えは、その逆の流れをたどります。手足が動きづらくなり、活動範囲が狭まり、おしゃべりする機会も減る――すると考える力も落ちていきます。

ちなみに「触覚」もポイント。運動系は、足・手・口を「動かす」機能のほか、足・手・口に「触れるものを感じる」機能も司ります。閉じこもって外気に触れない生活をしているとこの機能も弱まり、運動系全体の衰えにつながります。

この本に登場するエクササイズは「動く」と「触れる」の両方を重視しています。

足・手・口を動かしながら、「触れている」感覚をしっかり味わいましょう。

CHECK!

これができれば大丈夫

本を閉じて、ヘアバンドを想像し、自分の頭の「足・手・口の動きを司る拠点」の位置を両手で指さしましょう。

↓ 5秒以内にできればセーフ！

生活のマンネリ化で脳は老ける

◆朝・昼・夜のエクササイズで身体と心に変化を起こそう

活動範囲が狭まれば経験が少なくなり、そして脳への刺激も少なくなる――。

マンネリ化した生活は、認知症のモトです。PART2のエクササイズと、PART3の生活習慣で、停滞感を一掃しましょう。

エクササイズは朝・昼・夜の三つに分かれていて、それぞれ違う役割があります。

朝は、身体を「目覚めさせる」エクササイズ。足・手・口を動かして覚醒《かくせい》すれば、1日を活動的に過ごせます。

昼は、身体を「鍛える」エクササイズ。日々元気に動くための基礎を作るとともに、視覚系を刺激して、好奇心の衰えも防ぎます。

夜は「リセットする」エクササイズ。疲れを取るストレッチやほぐし運動を行います。

全部で31のエクササイズがありますが、すべてを毎日行う必要はありません。「面白そう」と思ったものを、朝・昼・夜それぞれ1個ずつ選んで行えばOKです。エクササイズにはそれぞれ1分ほどで行えるものや、家事などのついでに行えるものがあります。

また、ゲーム感覚のものや、ユーモラスなものがたくさんあります。

「この運動をするだけで楽しい！」と思えることが、とても重要なのです。

認知症になるか否かの分かれ目は、1日を楽しんでいるか否かにあるといえます。

エクササイズを行えば、日常に「楽しい出来事」が増えます。楽しい気分で経験したことは、記憶にとどまりやすいもの。そんな経験を増やせば「出来事記憶」の力が強まります。

元気で若々しく、ハッピーな脳を作るエクササイズを実践してください！

CHECK!

これができれば大丈夫

本を閉じて、朝・昼・夜のエクササイズの役割を言ってみましょう。

↓

最初は二つ言えればセーフ。二度目以降は三つを目標に

column

身体が痛いと思考系脳番地が衰える

年齢が上がれば上がるほど、身体のあちこちに凝《こ》りや痛みが出てきやすいものです。この痛みは、実は脳にも悪影響があるのです。

身体の刺激を感知するのは前頭葉。思考系脳番地のある場所です。

「凝っているなあ」「痛いなあ」という感覚は、思考の半分を奪われているのと同じ。慣れっこになっていて「痛い」と思わないときでも脳は刺激を感知していますから、本来の役目である「考える力」は半減しています。

「なぜかやる気が出ない」「頭が働かない」のは、肩凝りや腰痛のせいかもしれないのです。

しかし、これらの痛みも、運動で緩和できます。身体を動かせば、肩甲骨周りや腰周りもほぐれるのです。

PART２のエクササイズで、痛みに「占拠」されていた思考系脳番地を解放しましょう！

PART
2

脳番地エクササイズで認知症をくいとめる！

行うときの注意

①朝・昼・夜ごとに、運動を１個ずつ選び、１週間ごとに変えて行いましょう。余裕のある方は種類を増やしてもよいでしょう。

②滑《すべ》りやすい場所や、つまずきやすいものがある場所で行うのは避けましょう。

③室内の運動は、丈夫なテーブルなど、つかまれるもののそばで行いましょう。

④効果には個人差があります。エクササイズは自分の体調に合わせて無理のない範囲で行いましょう。

⑤痛みや不調がある場合は、医師の診断を受けて許可を得てから行ってください。

⑥速く行おうとしないこと。ゆっくり動かしたほうが脳には効果があります。

深呼吸で海馬をシャッキリ

脳は、大量の酸素を必要とします。深呼吸をすれば酸素もたっぷり、身体も心もリラックス。この開放感が、海馬の働きを高めます。

鍛えられる脳番地

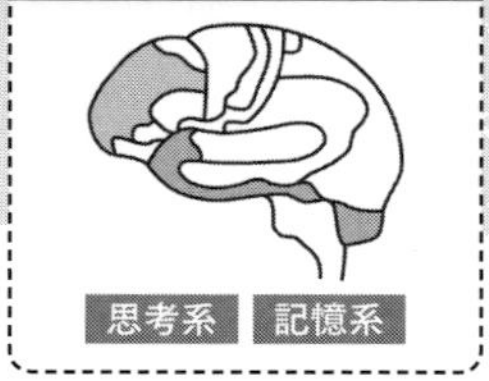

1

椅子に座る

ゆったりとした気持ちで、椅子に楽に座る。おへそを前に出すようにして、お腹《なか》に手を当てる。

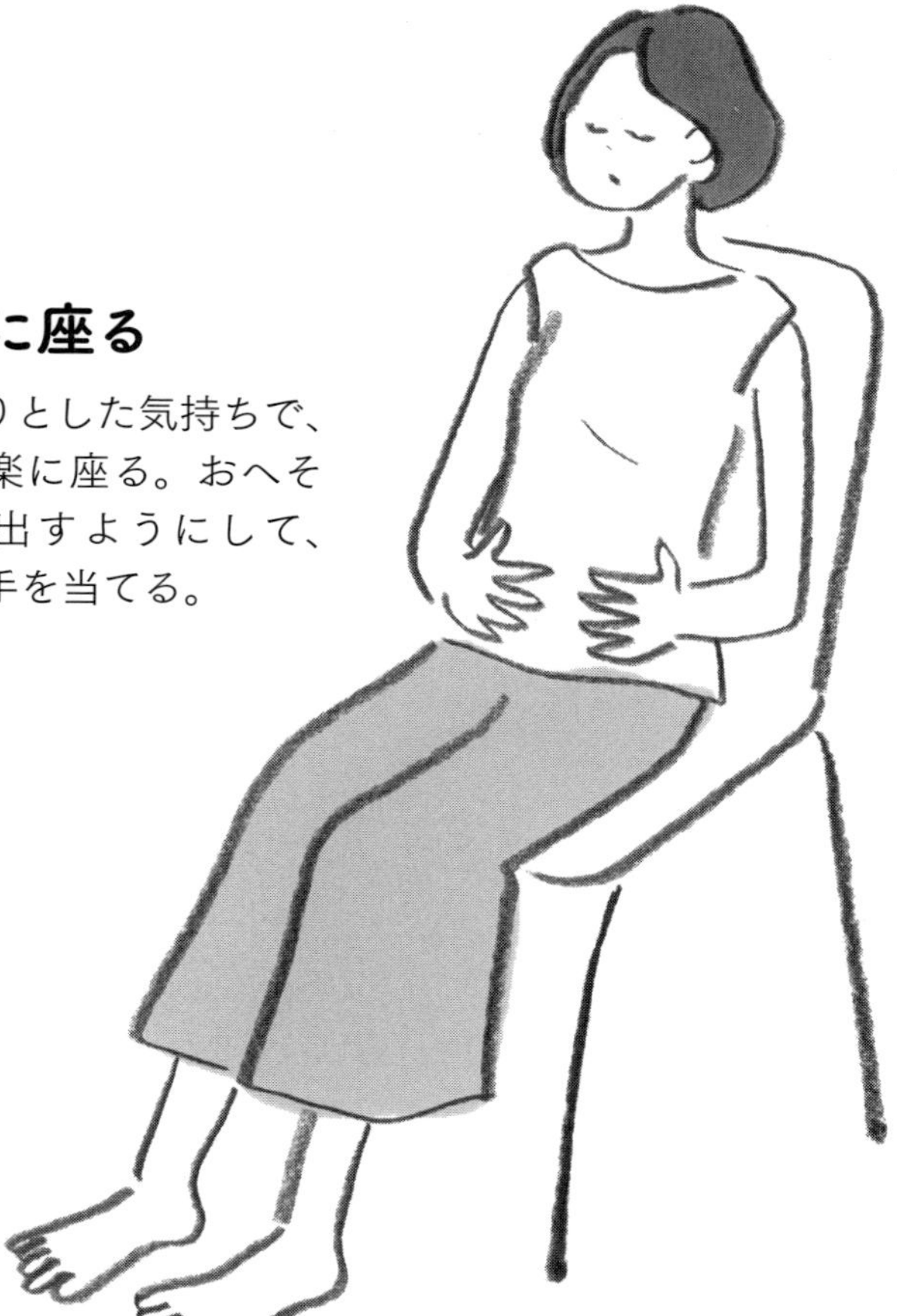

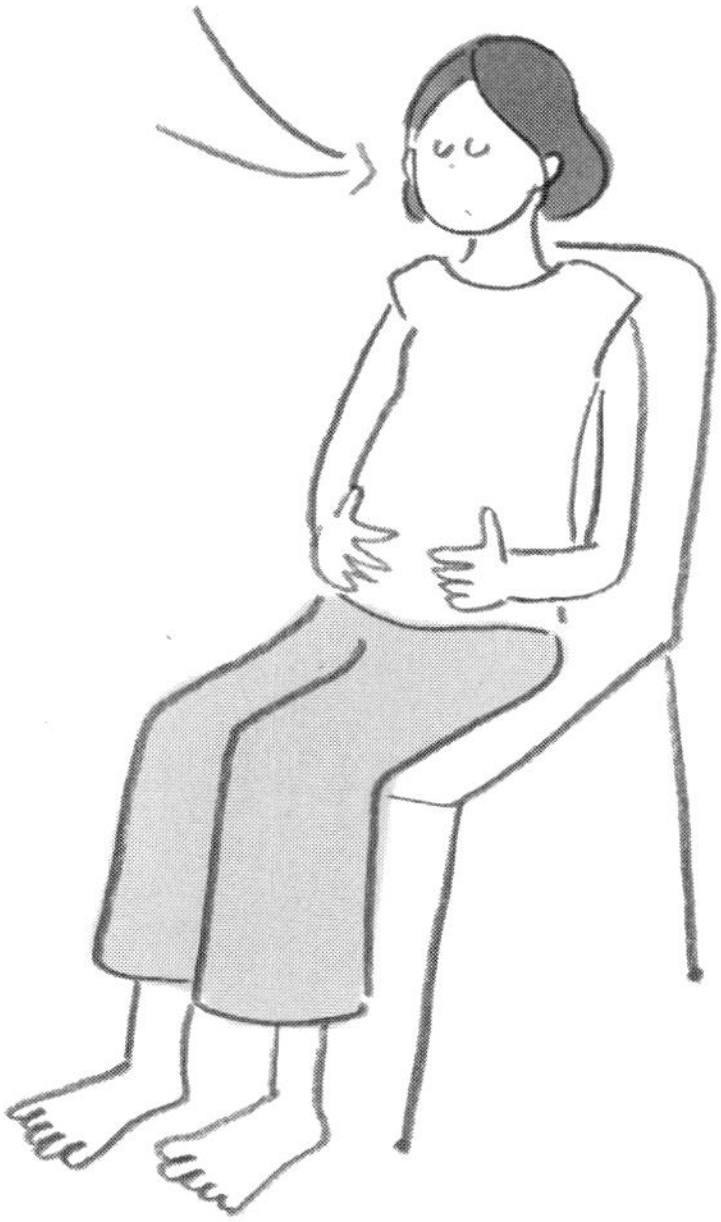

2

3秒かけて息を吸う

頭の中で3まで数えながら、鼻から吸う。お腹が膨らんでいるのを確認しよう。

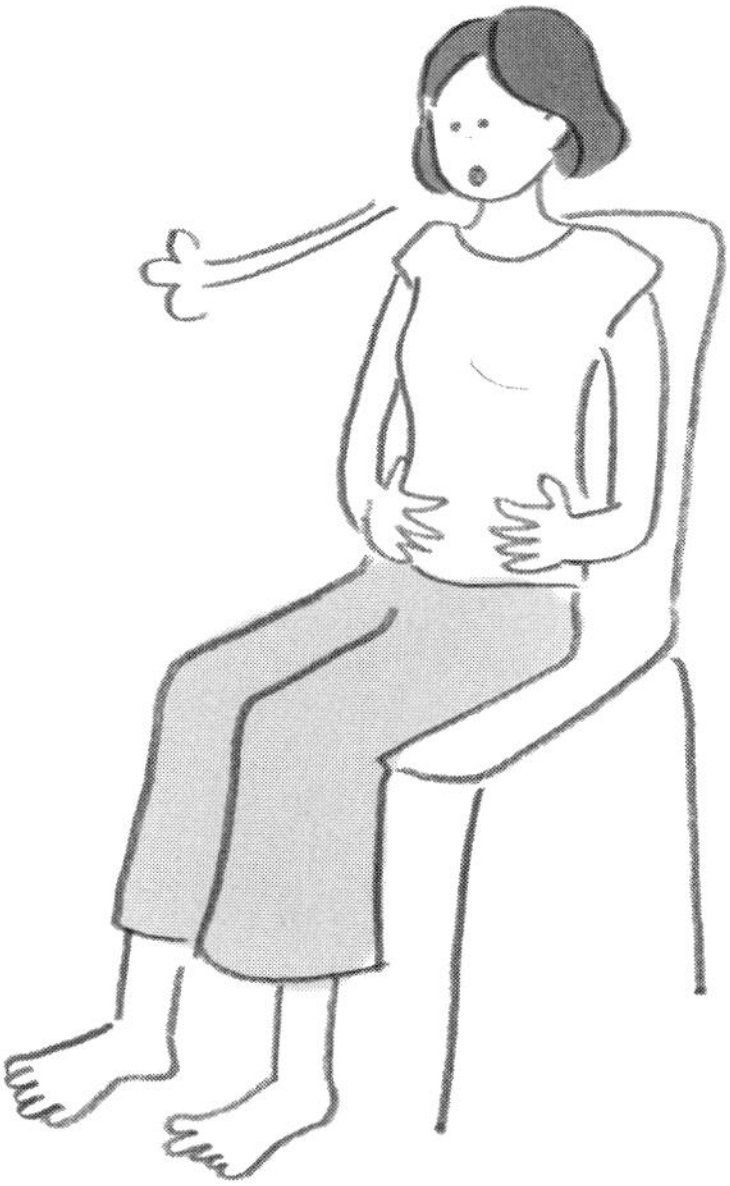

3

10秒かけて息を吐く

10まで数えながら、口からゆっくり吐く。吐き切れるまで吐き出そう。

1～3を
5回
朝 1セット

POINT

きっかり3秒、10秒ではなくてもOK。できるだけゆっくりめに数えるのがコツ。

鏡でにっこり顔マッサージ

朝一番、洗面所の鏡の前で顔ほぐしを。副《ふく》鼻《び》腔《くう》のあたりを押すと脳に酸素が届きやすくなり、頬をほぐすと「咬《こう》筋《きん》」につながる頭の筋肉も緩みます。

鍛えられる脳番地

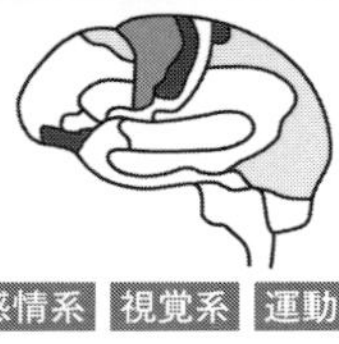

1

小鼻の脇を押す

両手の親指を下あごに当てて固定し、人差し指側面を小鼻の両脇（副鼻腔）に当ててグッと押さえながら外側に向かって押す。「心地よい痛み」を感じるくらいの強さで。

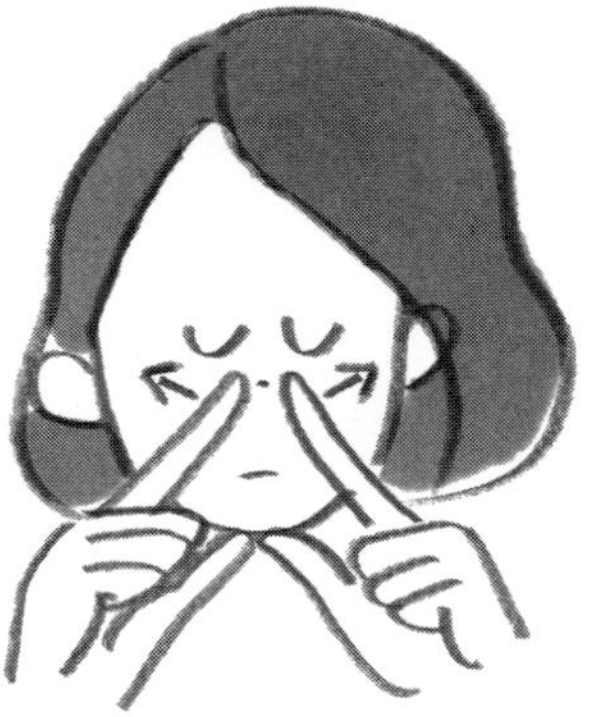

2

咬筋をほぐす

歯を噛みしめるとグッと盛り上がるのが頬の「咬筋」。人差し指と中指の第二関節を咬筋に当てて、時計回りに５回、反時計回りに５回、ゆっくりほぐす。

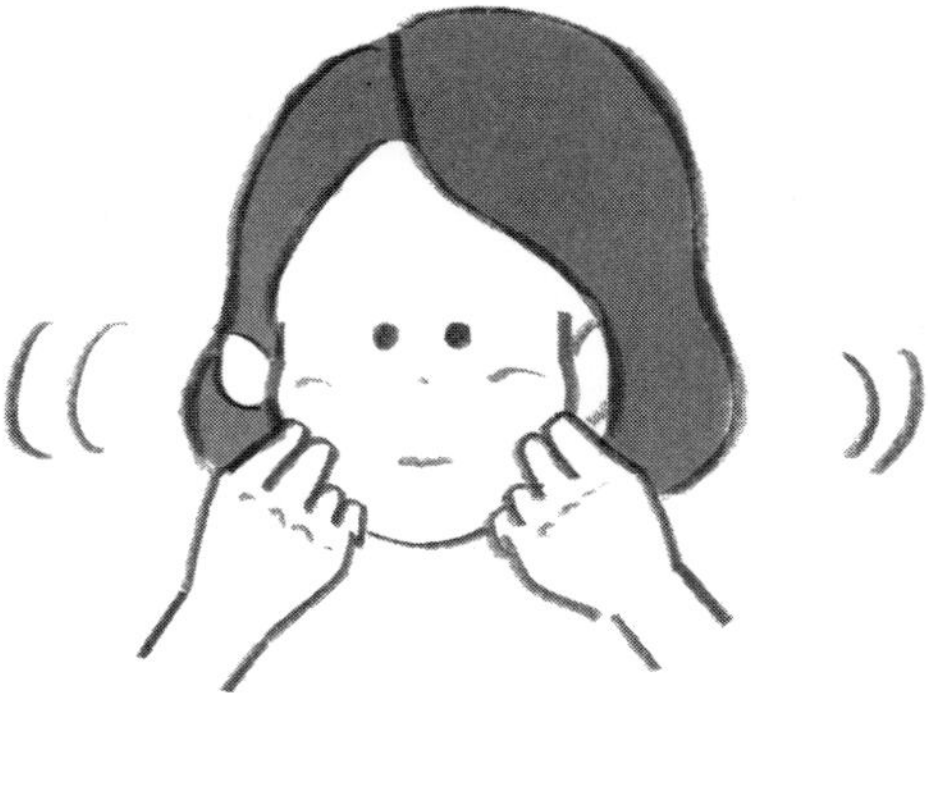

3

口の周りをタップする

両手の指先を使って、口の周りと顔全体をトントンと叩く。

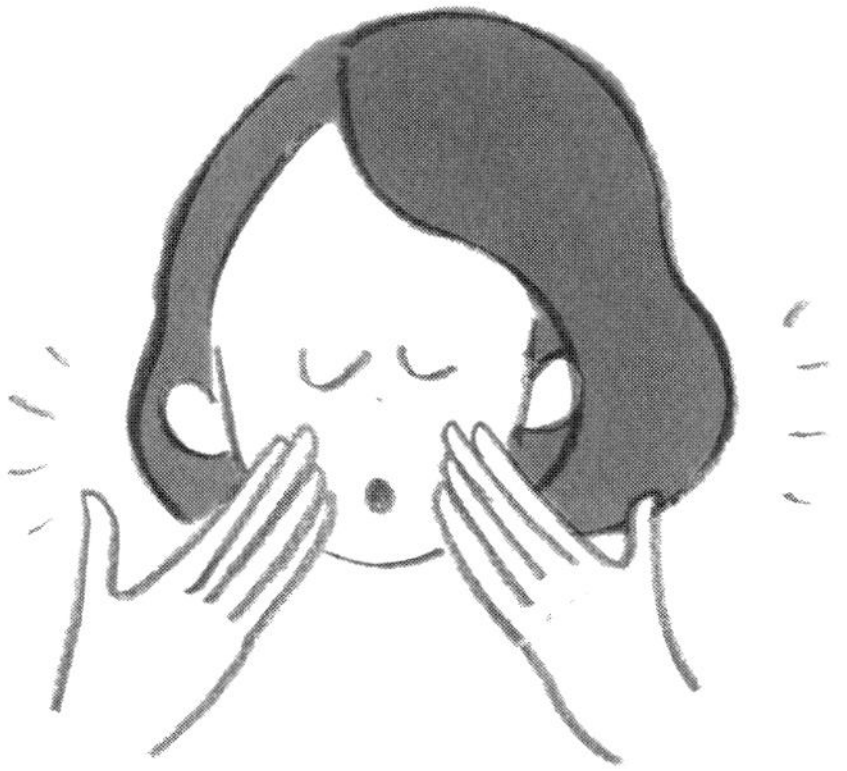

4

鏡に向かってあいさつ

最後ににっこり笑顔を作って、鏡の中の自分に「おはよう！」と言う。

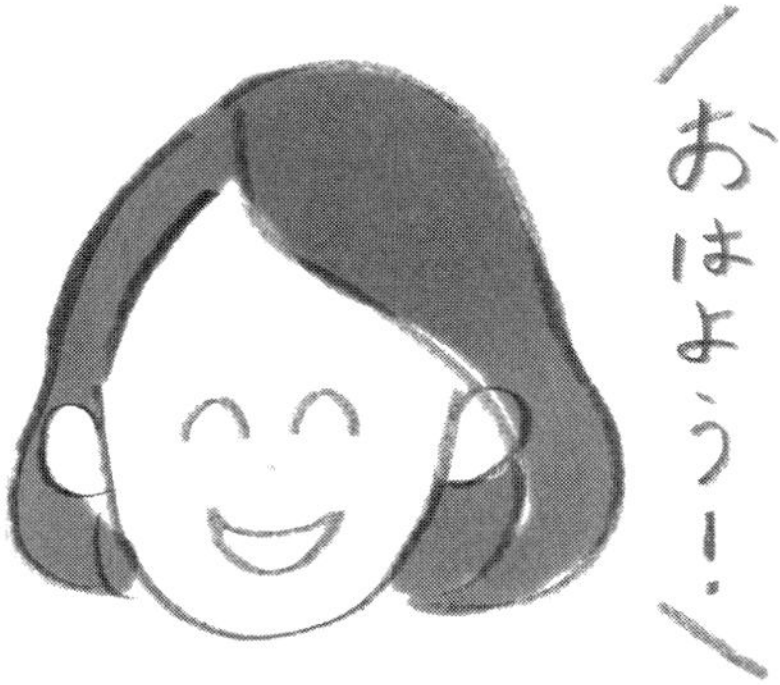

1～4を朝 1 セット

POINT

2の咬筋ほぐしでは皮膚をこすらないこと。押したその位置でグリグリ回そう。

朝の「目覚める」エクササイズ

ずらしグーチョキパー

片方の手の動きを、もう一方の手で1個ずらしながら追いかける運動。「次はこう動こう」と考える、思考系の「運動企画」の力が鍛えられます。

鍛えられる脳番地

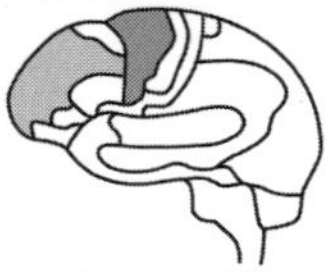

思考系　運動系

1

片方の手で順に グー、チョキ、パーを出す

利き手で、グー、チョキ、パーを何度か繰り返す。

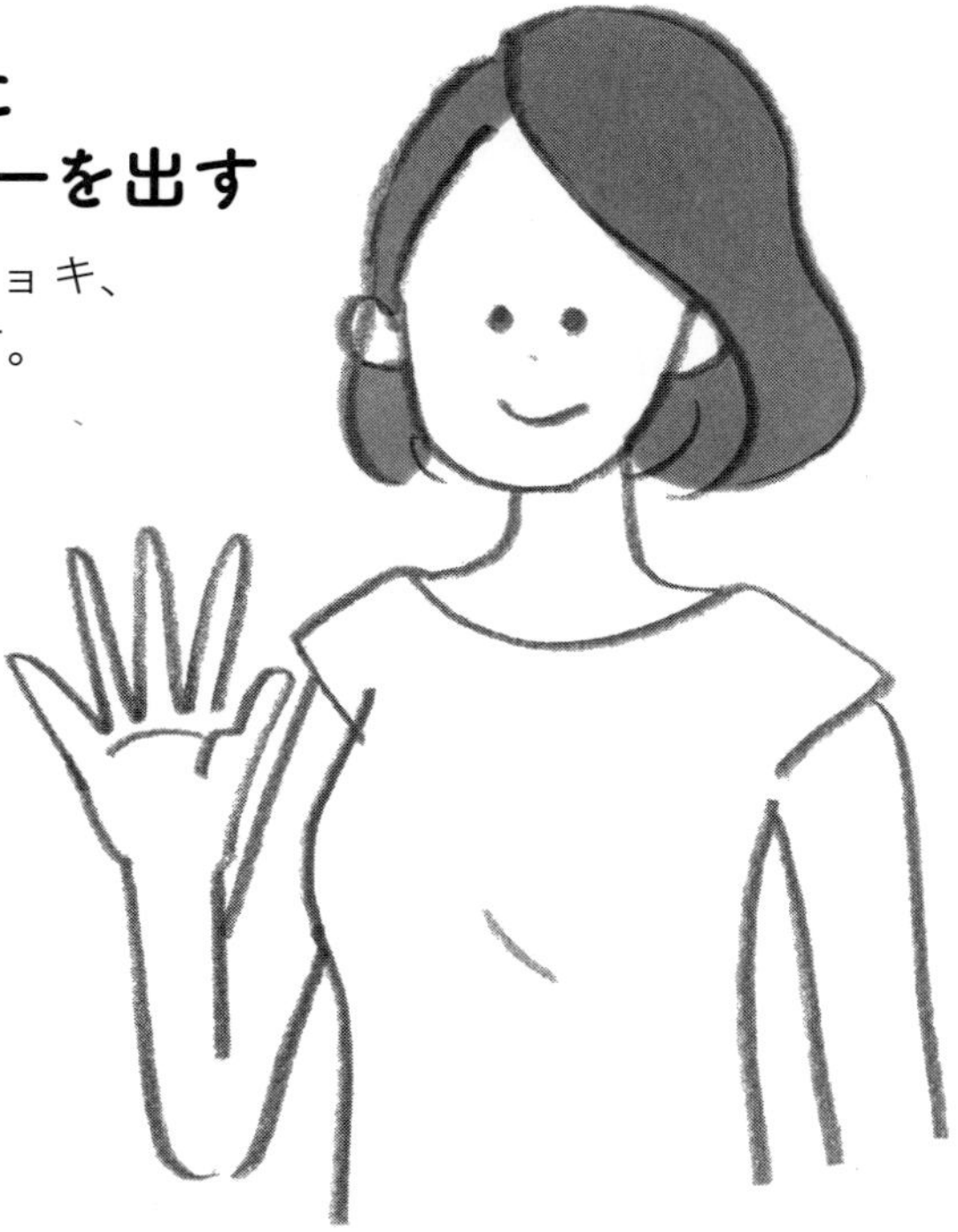

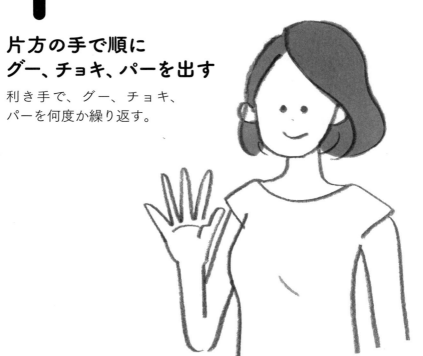

2

もう一方の手で 1個ずつずらしながら 追いかける

片方の手がチョキのタイミングに来たら、もう一方の手でグー。パーのときはチョキ、という風に1個ずつずらしながら追いかけていく。

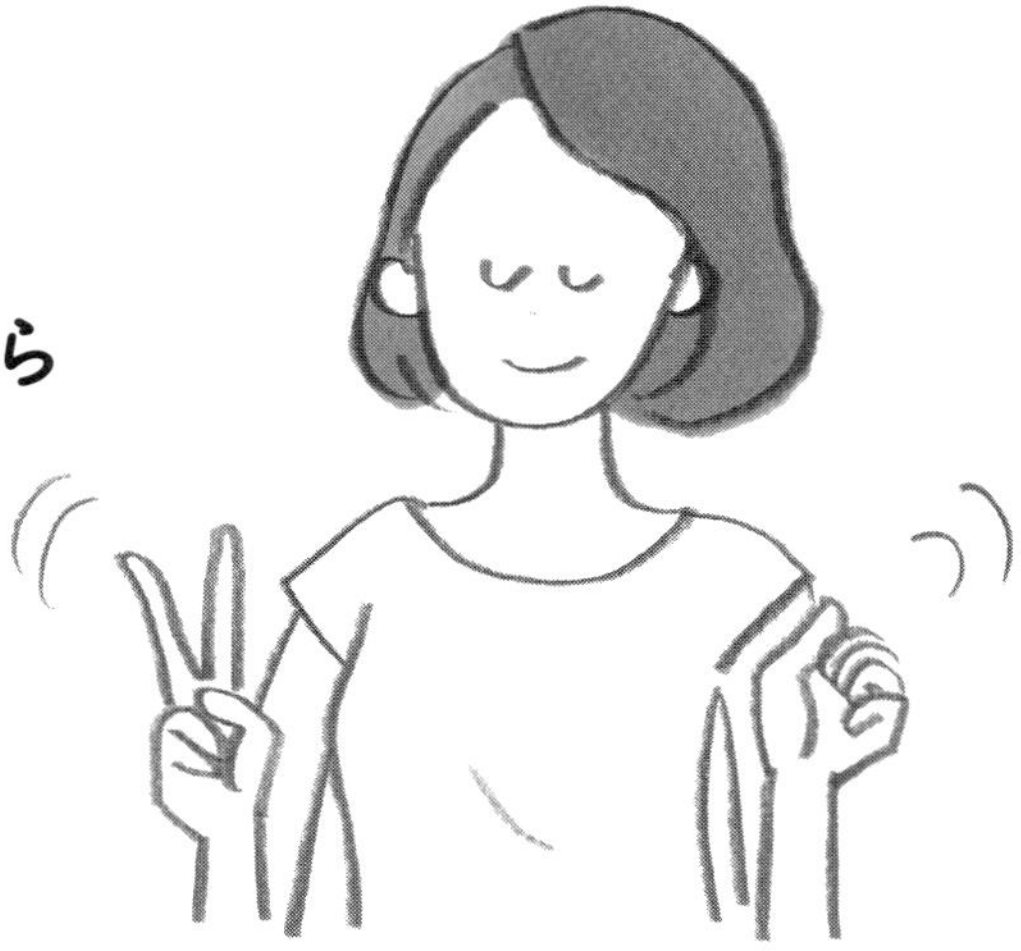

上級編

チョキの形を 変えてみる

慣れてきたら、「親指と人差し指を立てるチョキ」「親指と薬指を立てるチョキ」など、形を変えてみよう。

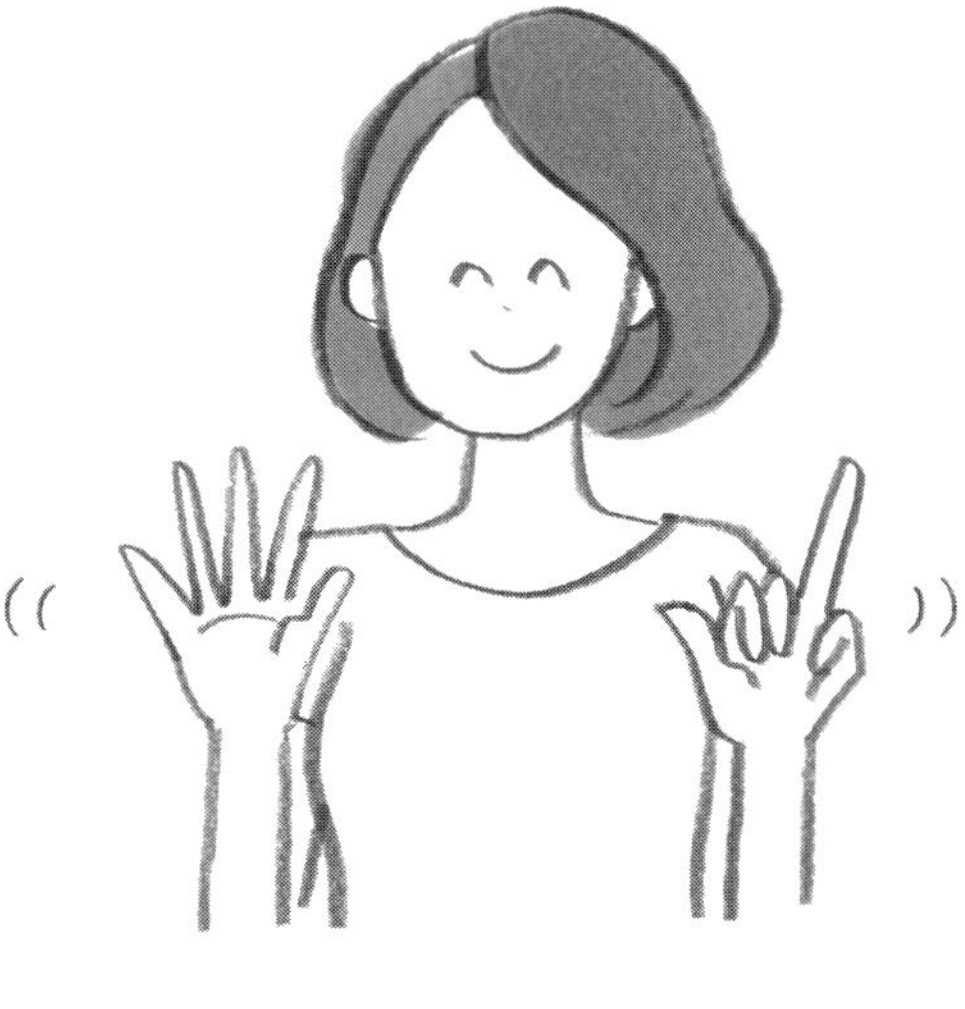

1～2を
好きなだけ続ける
朝 1セット

POINT

最初は、頭で考えながらゆっくり。慣れたら少しずつスピードを上げていきましょう。

朝の「目覚める」エクササイズ

トイレでお腹マッサージ

便秘でお腹が張っていると、頭の働きも鈍ります。おへその周りを腸の形に沿って押していくと、腸も脳もスッキリ、ストレスも解消！

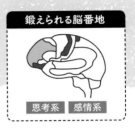

鍛えられる脳番地

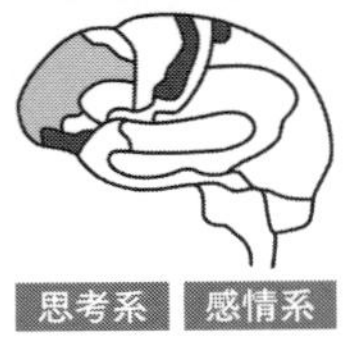

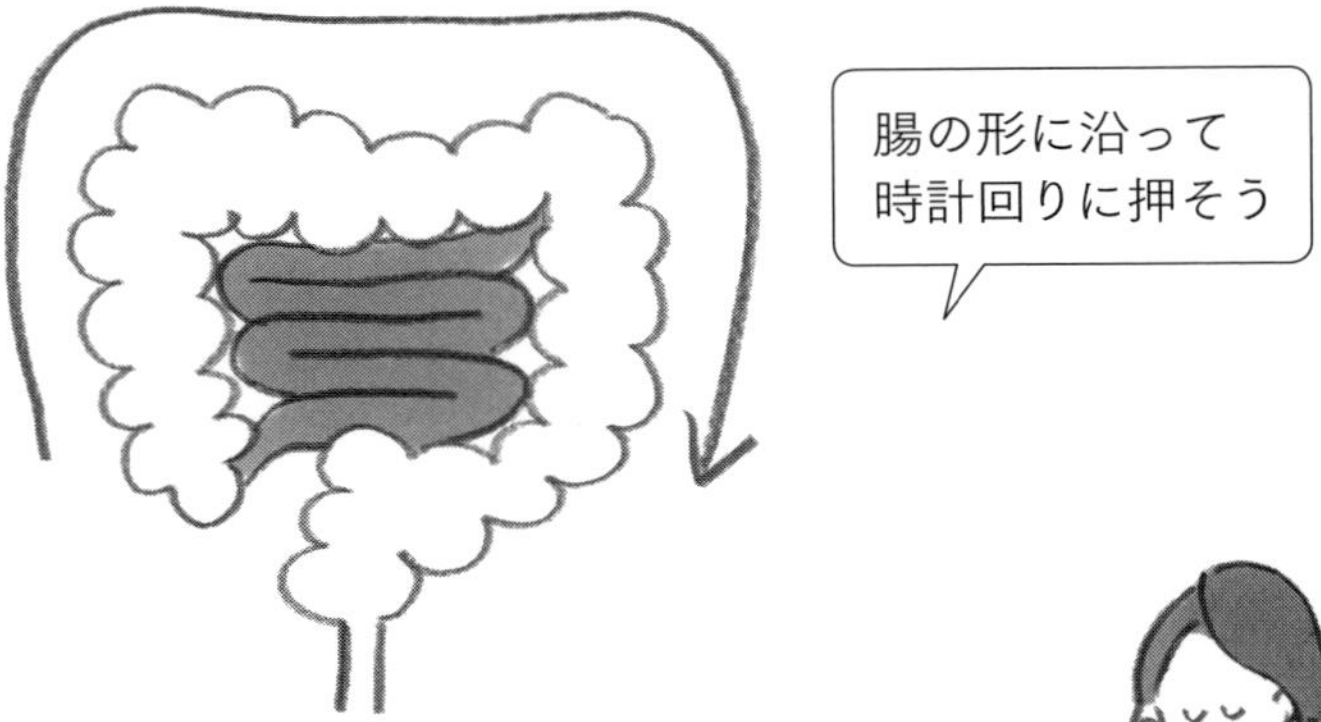

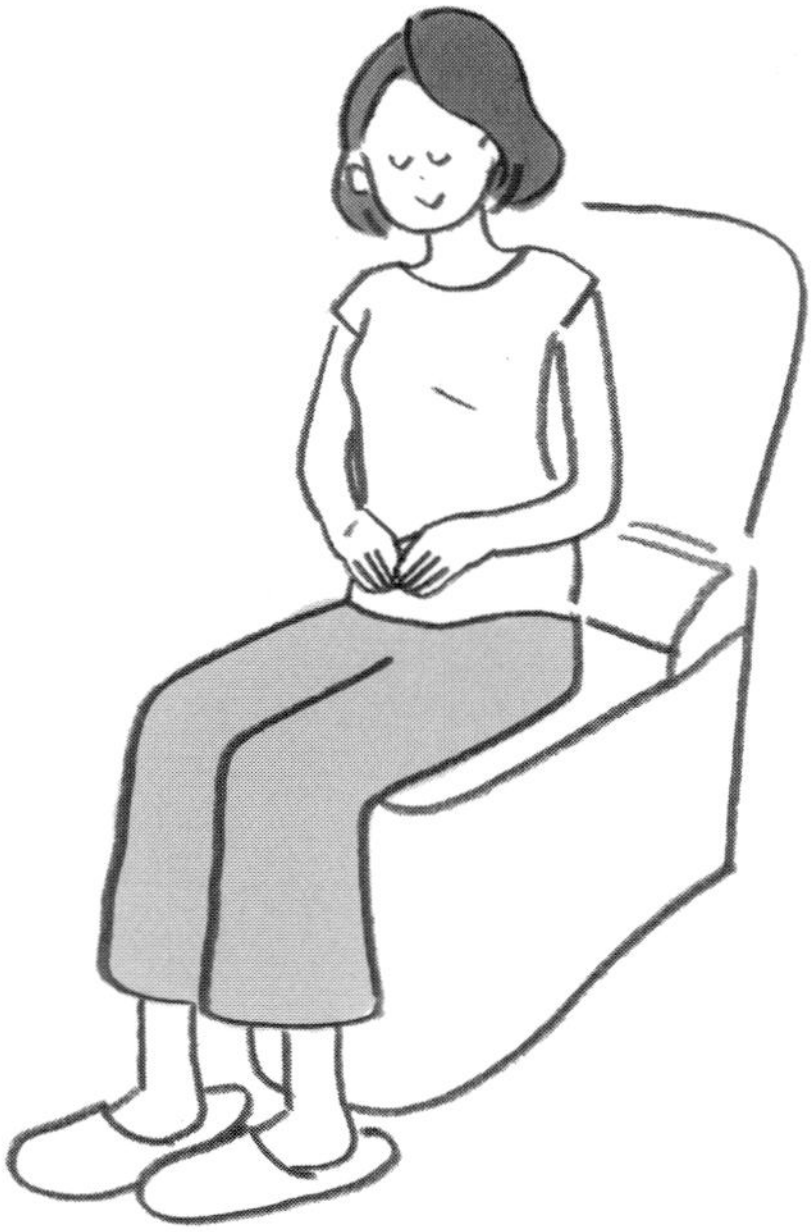

1

お腹の右下からスタート

右下の盲腸にあたる部分に両手の指先を当てて押し込む。上に向かって5センチほどの間隔で手の位置をずらしながら同様に。

2

右から左、左から左下へ進む

おへその周りを進むように、右から左へ、そして左下まで同様に押し込む。

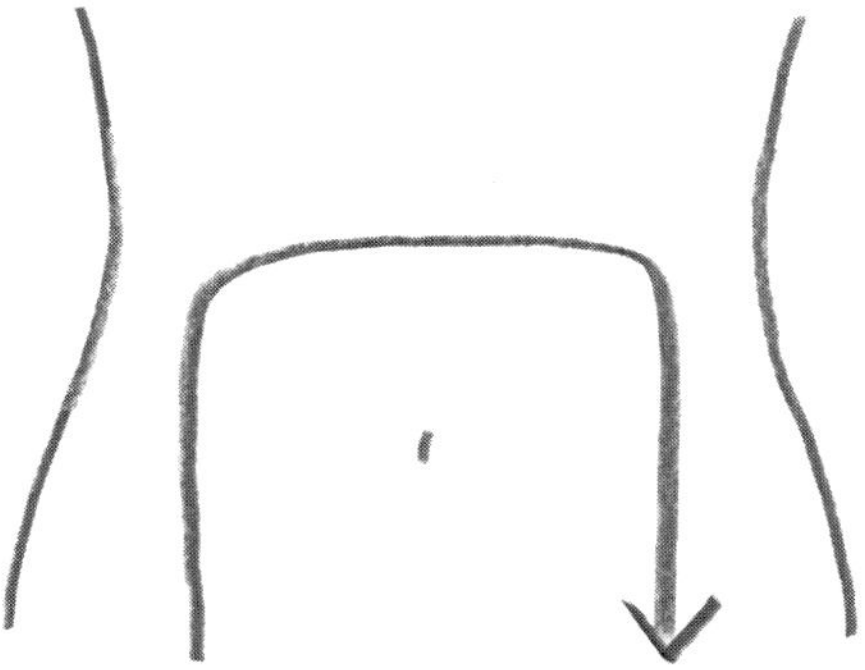

グッと押し込んで、パッと離すのがコツ

1か所ごとに、3秒押して、離す。この刺激で腸が活性化する。

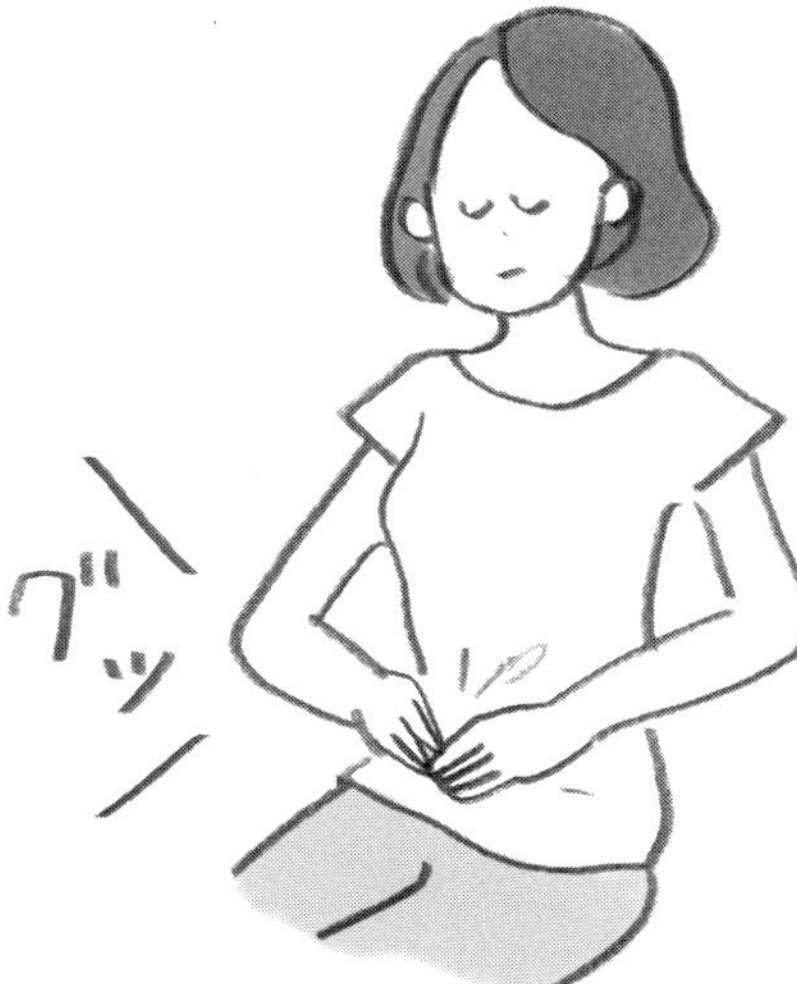

1～2を
朝 1セット

POINT

便座に座って上半身を前かがみにすると指が深く入る。固い場所は念入りに。

利き手を使わず歯磨き

歯磨きは、口の運動の絶好の機会。加えて、あえて利き手と逆の手を使うと、通常の歯磨きの160%効果的に脳を鍛えられます。

鍛えられる脳番地

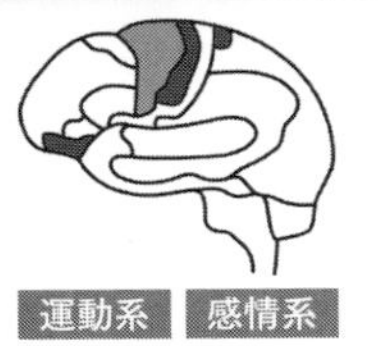

1

歯磨き粉をつける

歯ブラシを利き手で持ち、もう一方の手で歯磨き粉をつける。

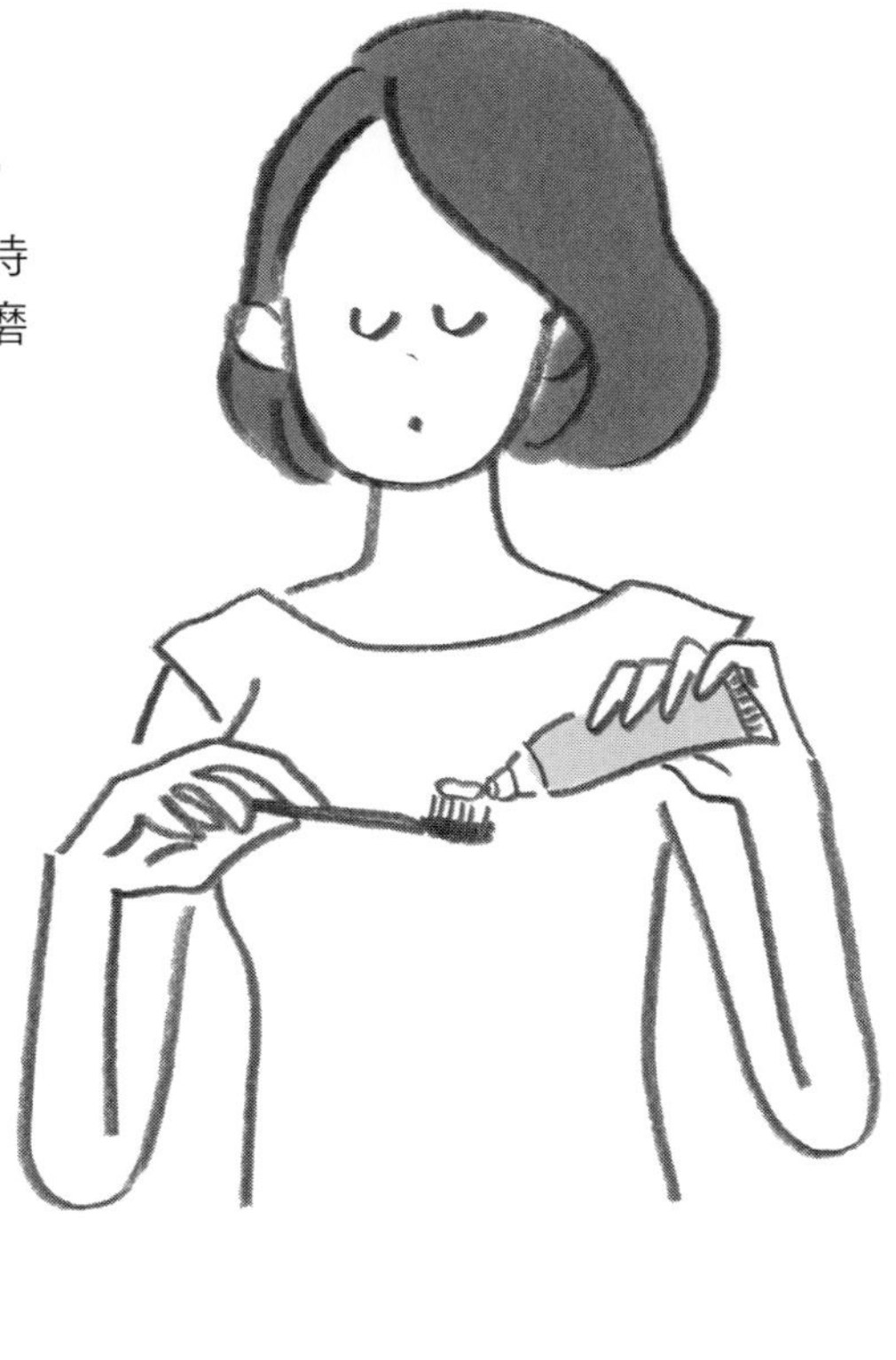

2

歯を磨く

歯ブラシを利き手でないほうに持ち替えて歯磨きスタート。

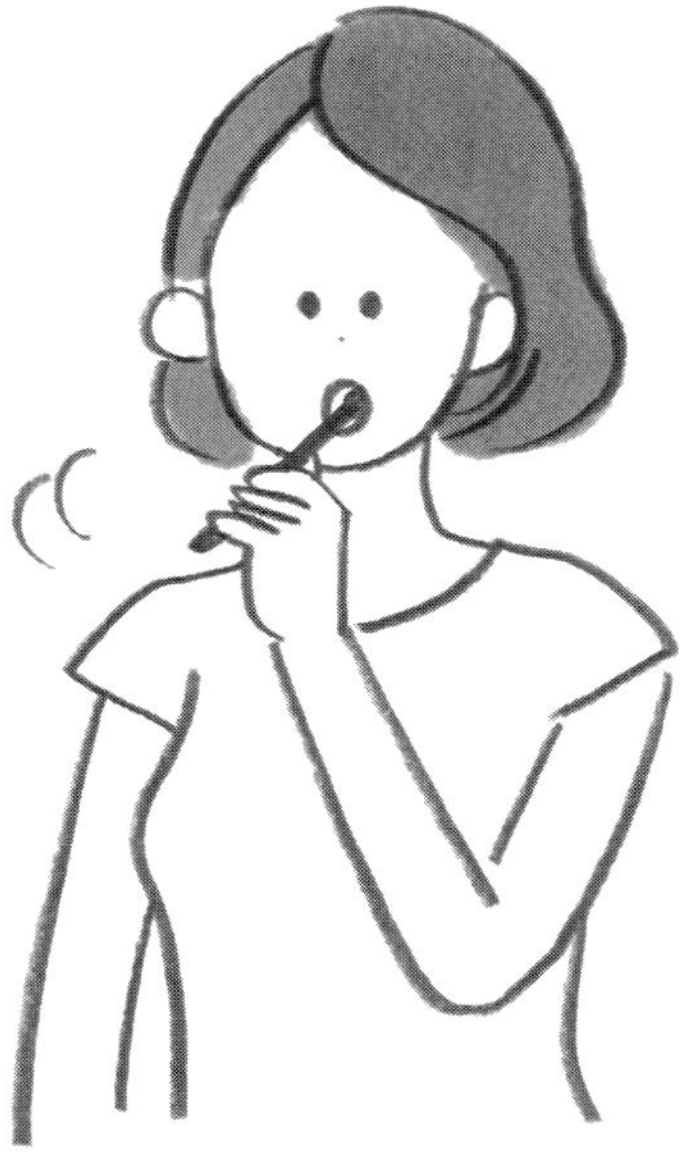

3

口や舌を大きく動かす

奥歯を磨くときは口を大きく開け、下の歯の裏を磨くときは舌を思い切り上げる。前歯のときは口を「イー」と大きく横に広げる。

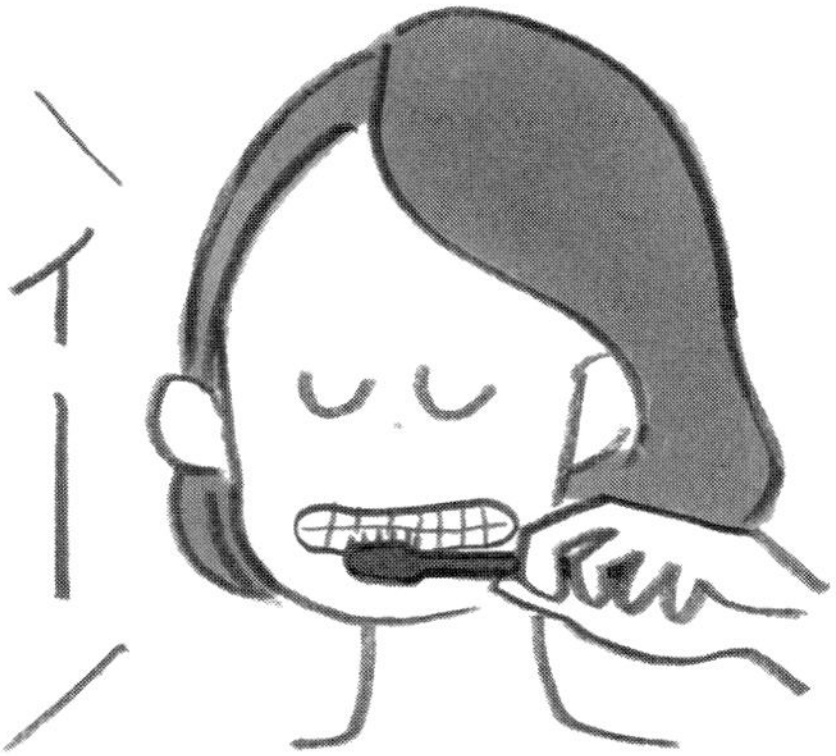

1～3を

朝 1セット

POINT

力を入れすぎて歯茎を傷つけないこと。力加減を工夫すればどんどん器用に。

足で新聞紙をくしゃくしゃ

新聞紙1枚を両足で丸める運動。「足の指先」という末端部分を動かすことで、起き抜けの「ボンヤリ脳」がシャッキリ目覚めます。

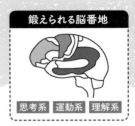

鍛えられる脳番地

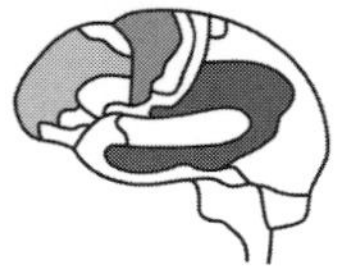

思考系　運動系　理解系

これがあると便利！　5本指靴下

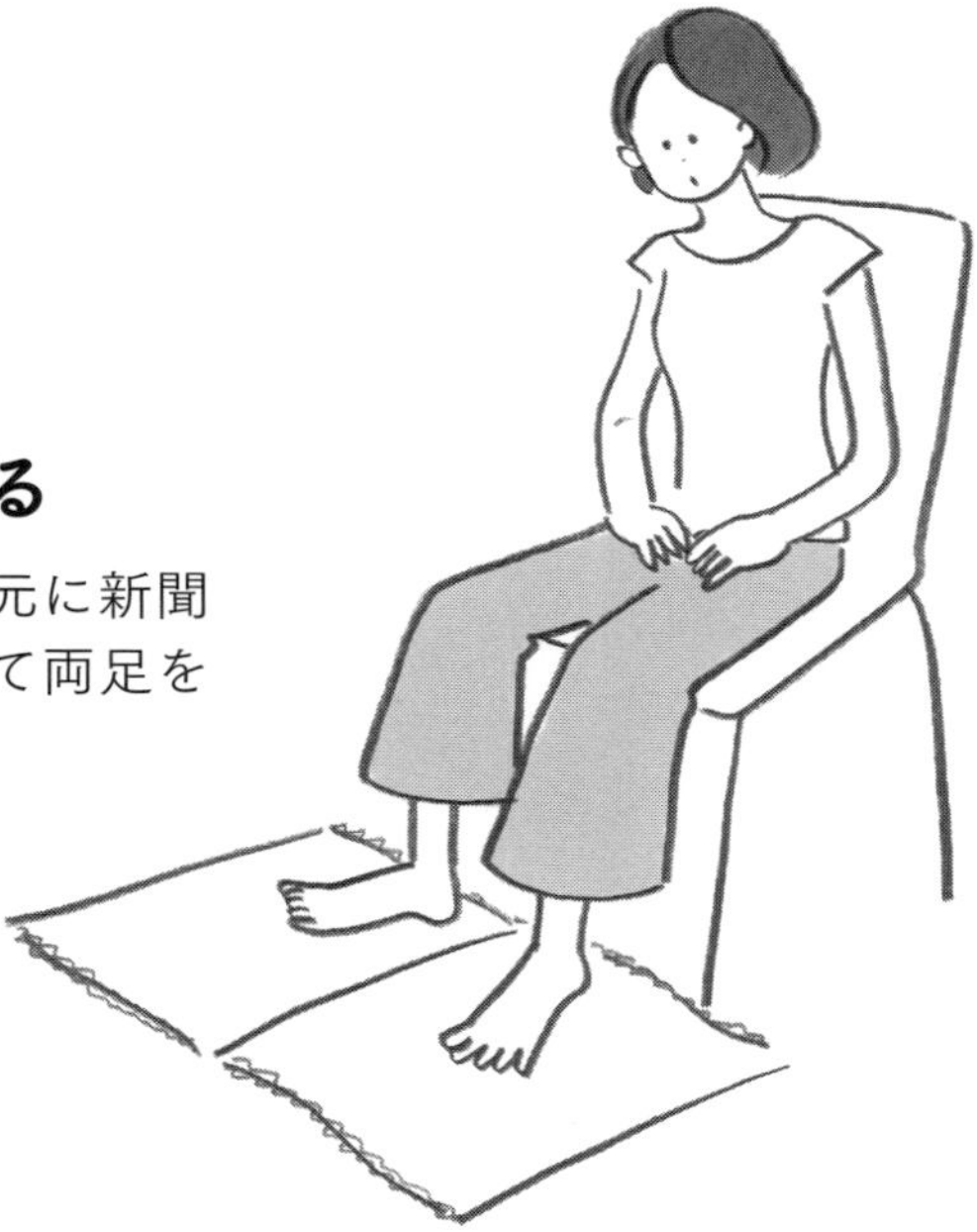

1

新聞紙を足元に広げる

椅子に座り、足元に新聞紙1枚分を広げて両足を乗せる。

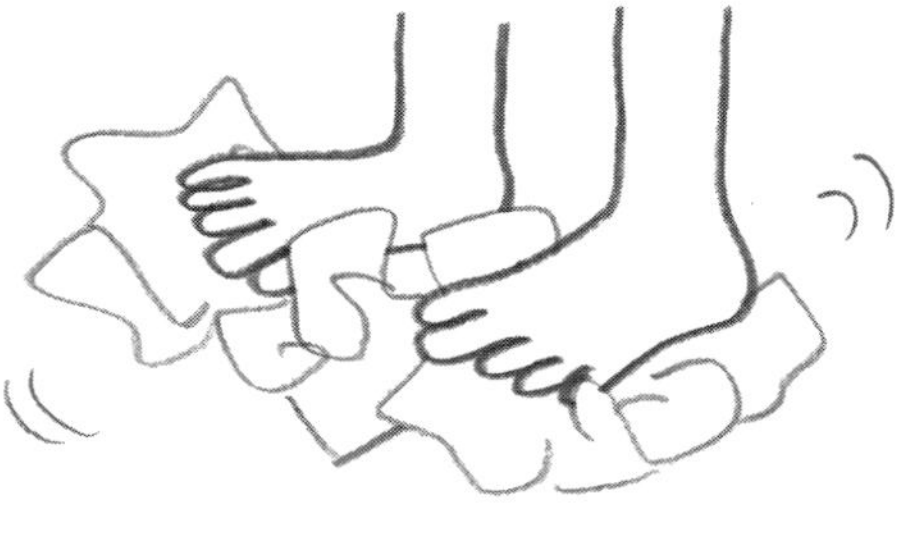

2

両足で小さくする

両足を使ってくしゃくしゃと小さくする。

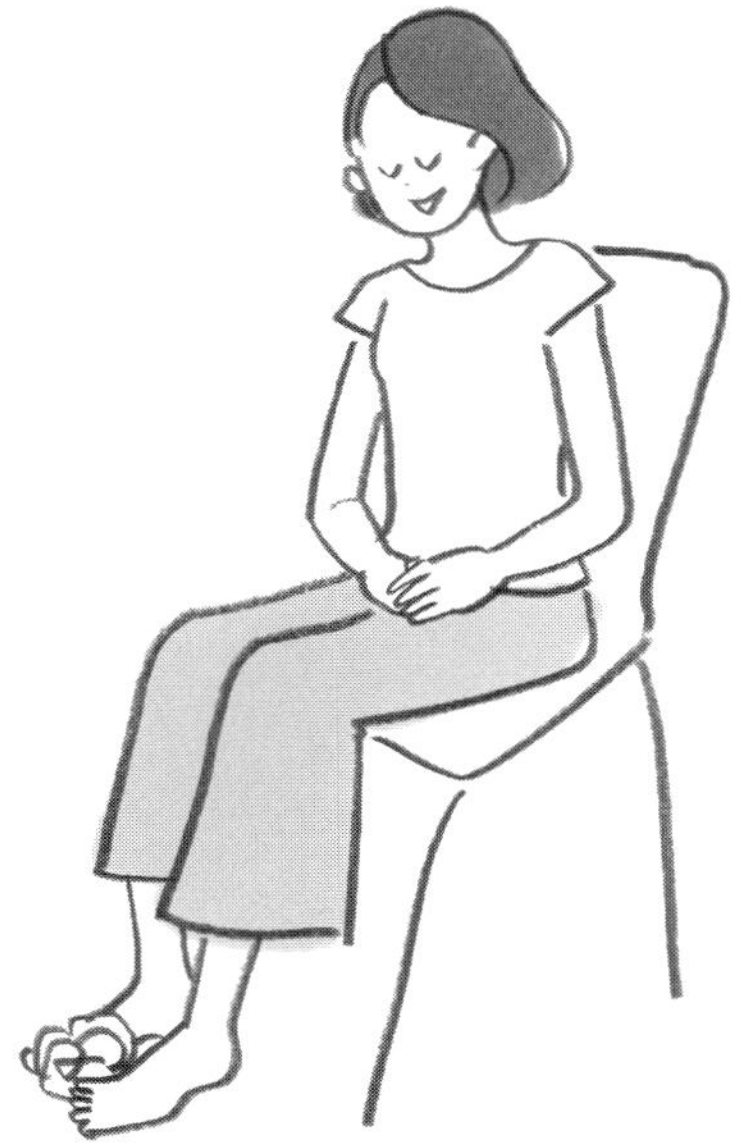

3

足指でさらに小さく

小さくなったら、指先を使ってさらに小さく。野球ボールくらいの大きさが目標。

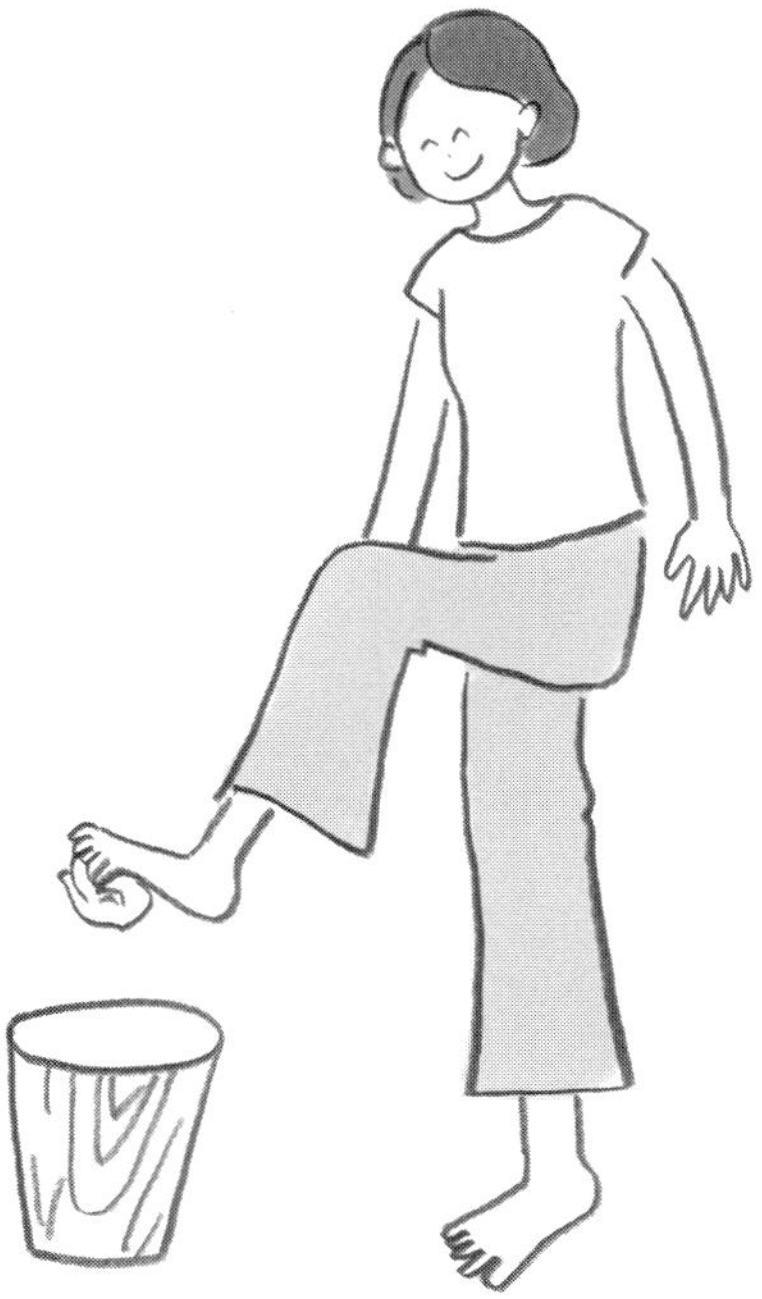

4

ゴミ箱に入れる

小さくなった新聞紙を足指でつかみ、立ち上がってゴミ箱にポイッと入れる。難しい場合は、ゴミ箱を近くに移動させて座ったまま行う。

1〜4を
朝 1セット

POINT

4は、遠くのゴミ箱に手で投げ入れてもOK。力の調整で思考系を活性化！

足で新聞紙を折りたたむ

前ページの上級編。今度は「キレイにたたむ」ことにチャレンジ！　両足指で細かく工夫する動きが、頭頂部の脳を活性化します。

鍛えられる脳番地

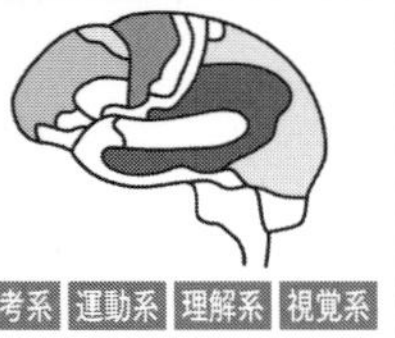

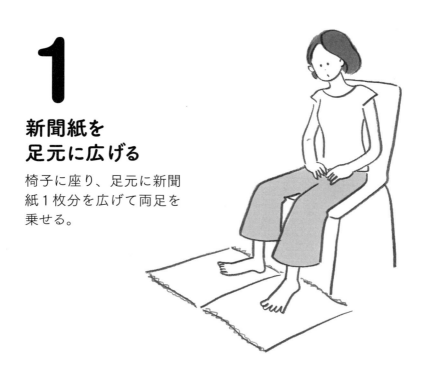

1

新聞紙を足元に広げる

椅子に座り、足元に新聞紙１枚分を広げて両足を乗せる。

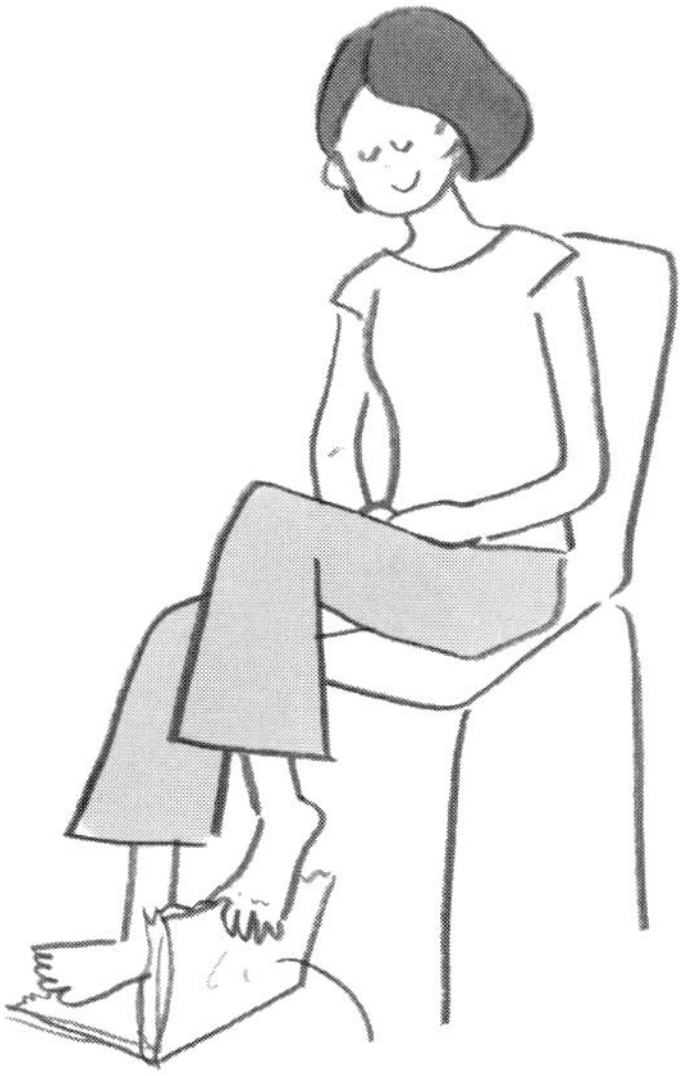

2

新聞紙をたたむ

足指を使って半分にたたみ、さらに二度半分に折って、収集袋に入る大きさに。

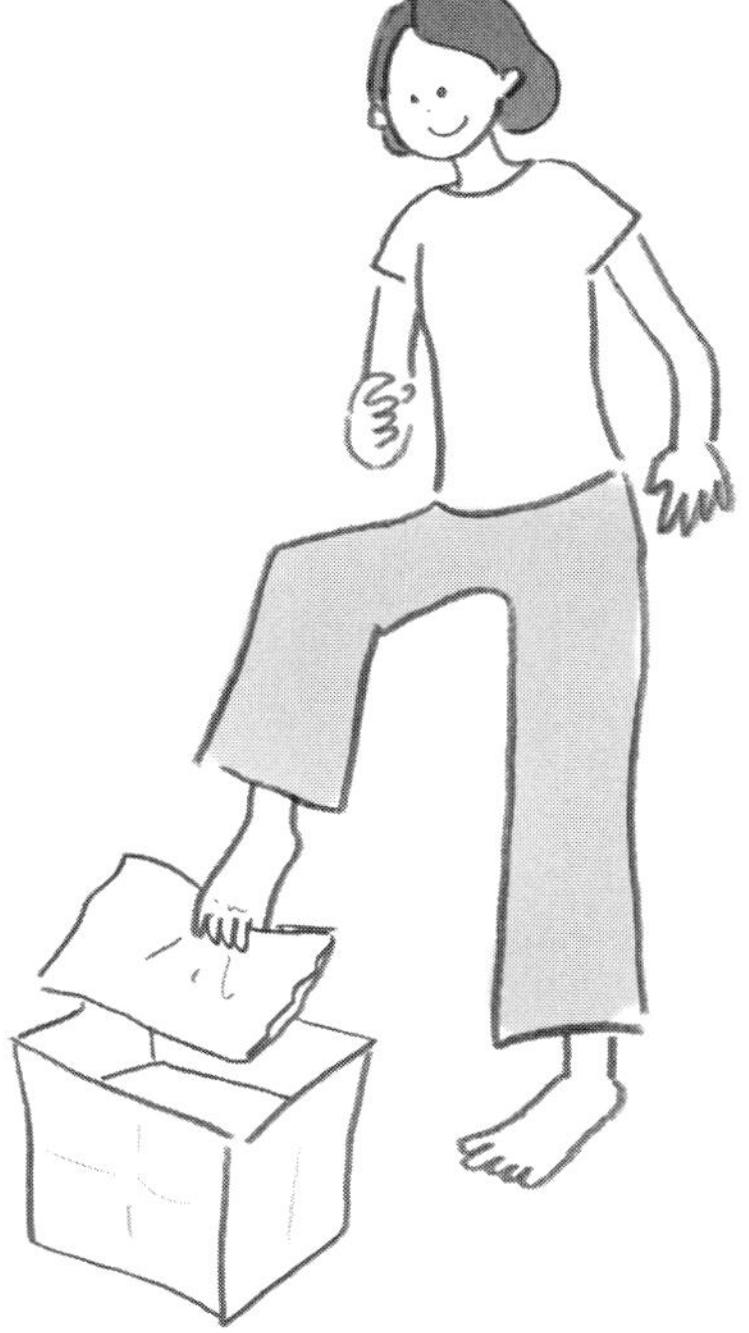

3

収集袋に入れる

キレイにたためたら立ち上がり、収集袋に入れる。この作業も足でできれば完璧。難しい場合は、収集袋を近くに移動させて座ったまま行う。

1〜3を
朝 1セット

POINT

折り紙のように「角」を合わせるよう頑張れば、視覚系のトレーニングにも。

両手で同時に新聞紙を丸める

腕を上げたまま指先までしっかり動かすので、簡単そうでなかなかハードな運動です。右手と左手を「競争」させる感覚で行いましょう。

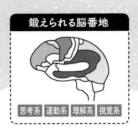

鍛えられる脳番地

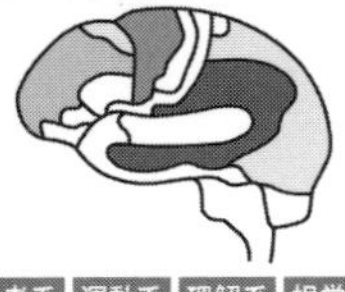

思考系 運動系 理解系 視覚系

1

両手に1枚ずつ新聞紙を持つ

両腕を上げて、大きく開いた新聞紙を1枚ずつ持つ。

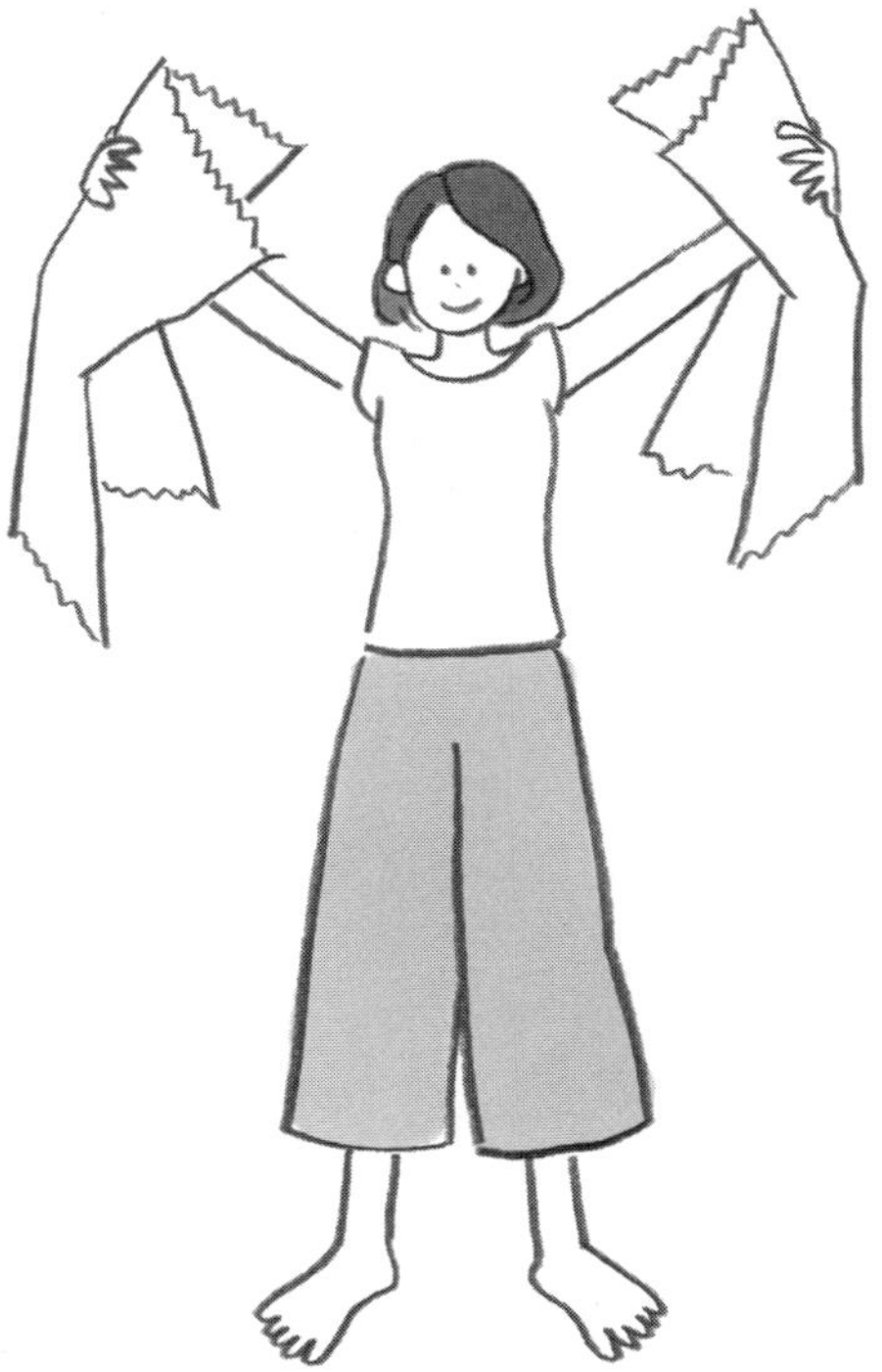

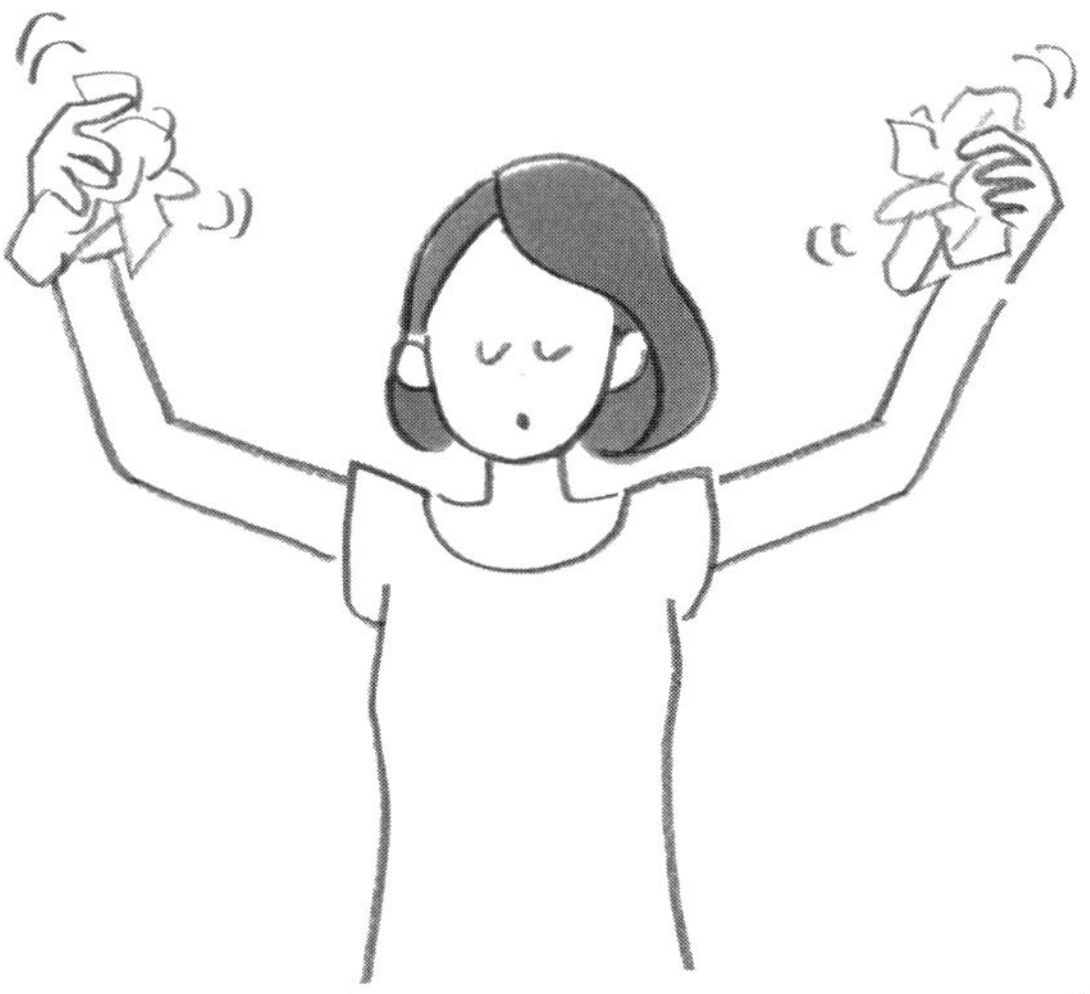

2

新聞紙を丸める

野球ボールの大きさくらいになるまで丸める。ページの角が飛び出していたら、そこも片手だけでうまく丸めよう。

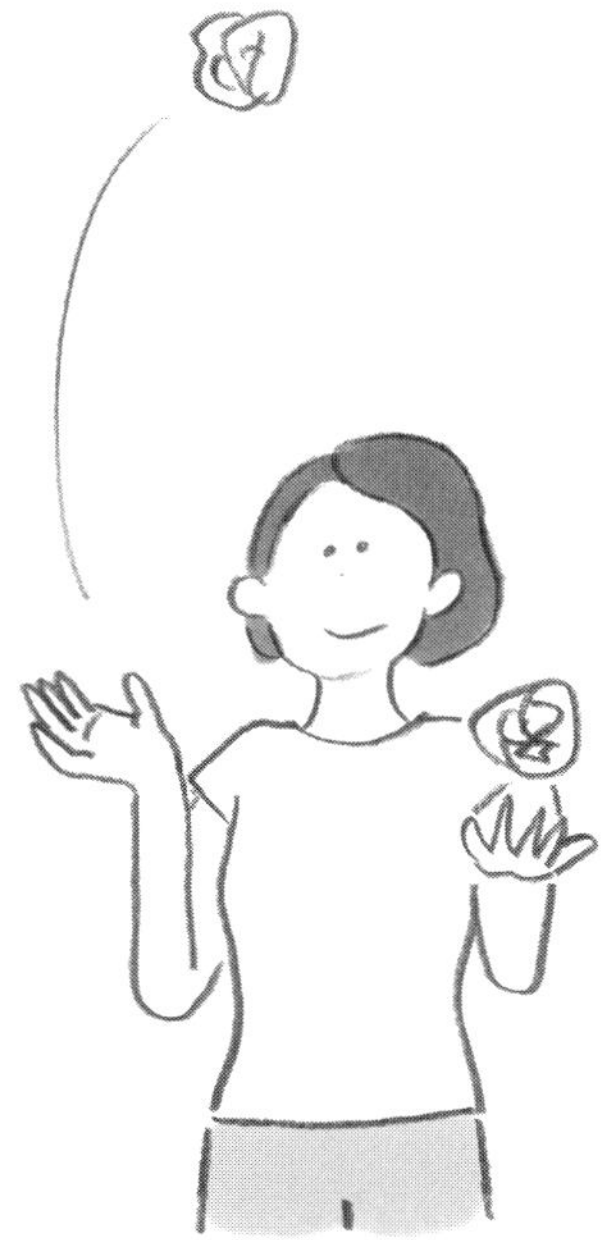

3

丸くなったら お手玉をする

二つのボールを使ってお手玉をする。できるだけ高く上げてキャッチしよう。右回り、左回りに5回ずつ行う。

1～3を 朝 1セット

POINT

利き手でないほうの手を器用にするチャンス。左右双方の脳が鍛えられる。最後まで両手とも止めずに行うことがコツ。

新聞紙ボールをキャッチ

前ページで丸めた新聞紙を使って、ご家族や友人と一緒に楽しむ方法もあり。ボールを目で追うことで、日ごろ停滞しがちな眼球運動が行えます。

鍛えられる脳番地

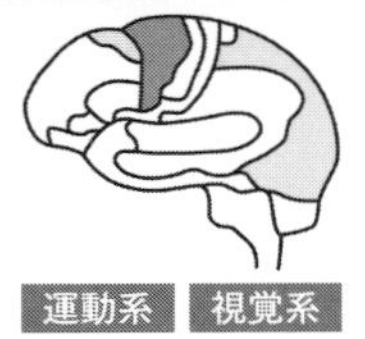

1

キャッチボールをする

丸めた新聞紙を一つ取って、右手で投げ、左手で受け取る。これを好きなだけ繰り返す。

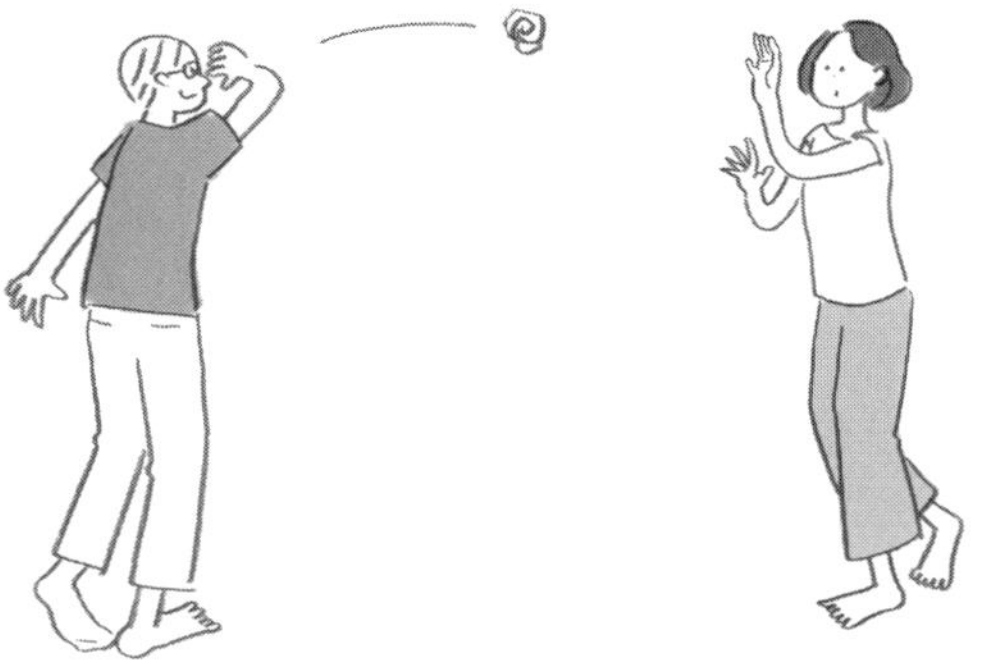

2

二つのボールを同時に使う

丸めた新聞紙を二つ使って、「右手で投げる」「左手で受け取る」を同時に行う。

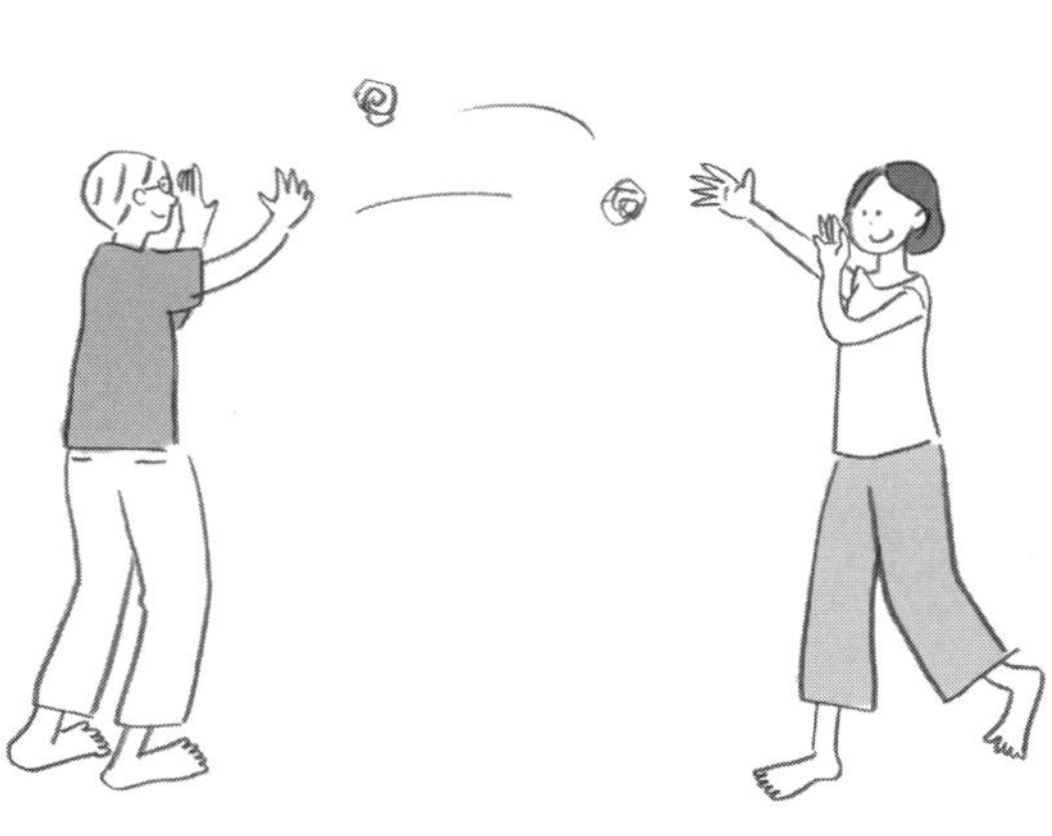

応用編 1 おたまでキャッチ

相手の投げたボールを、おたまや味噌こしなど、深さのある道具でキャッチ。

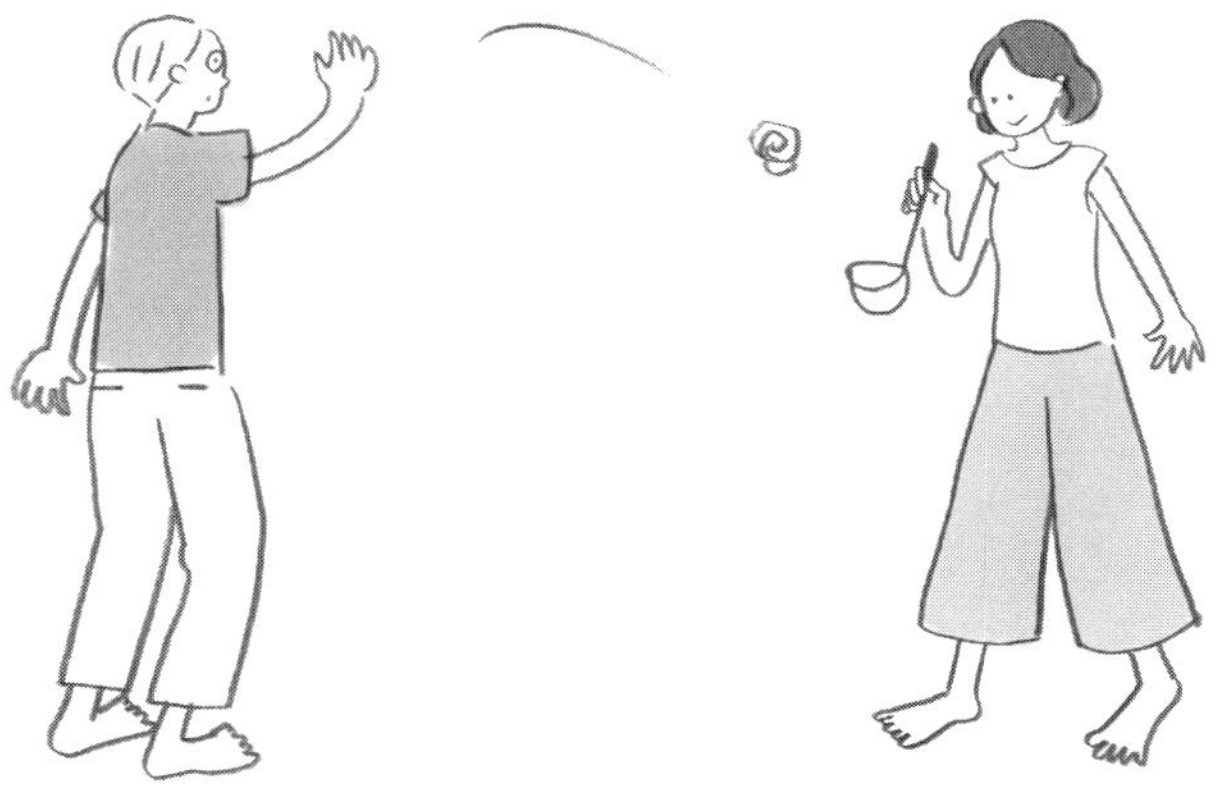

応用編 2 おたまで指先トレーニング

おたまのように、上下で形の違うものの両端を持ってクルクル回すと指先のトレーニングに。ときどき左右を交替しよう。

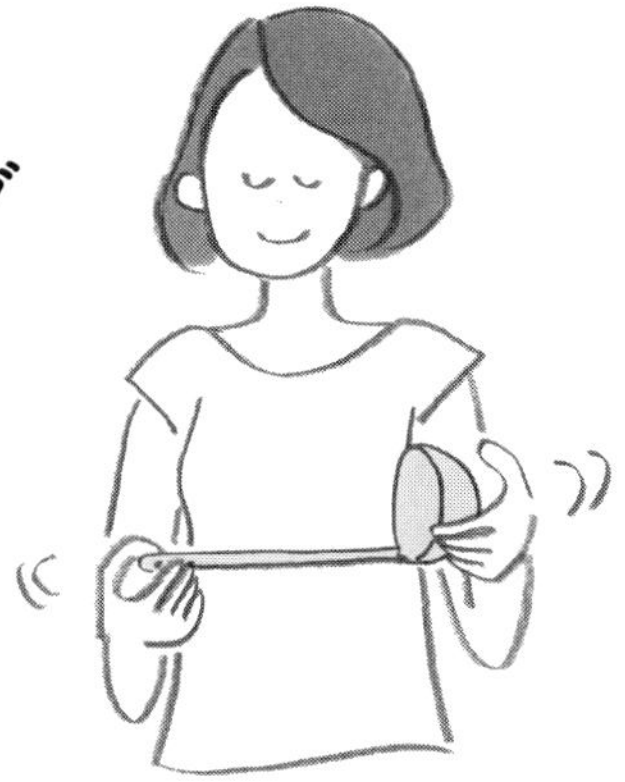

1～2を
朝 **1**セット

POINT

下から上へ、ボールの軌道が山なりになるよう投げる。放物線を目で追えば視覚系が活性化。目を動かす６つの外《がい》眼《がん》筋《きん》が鍛えられる。

朝の「目覚める」エクササイズ

スローモーション家事

能楽師になった気分で、スローモーションで動いてみましょう。「どう動くか」を脳がゆっくり整理できるので、ふだんの動作もキレイになります。

鍛えられる脳番地

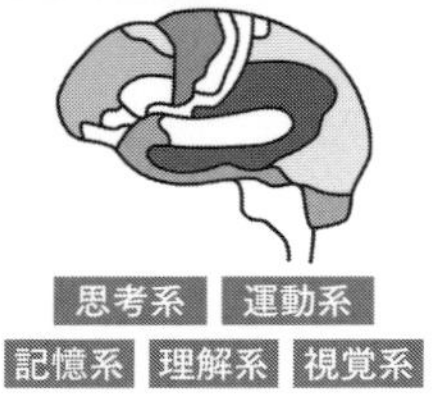

1

朝食で使った食器をゆっくり拭く

洗い終わったお皿を、スローモーションで拭く。わずかな水滴も残さないよう丁寧に。

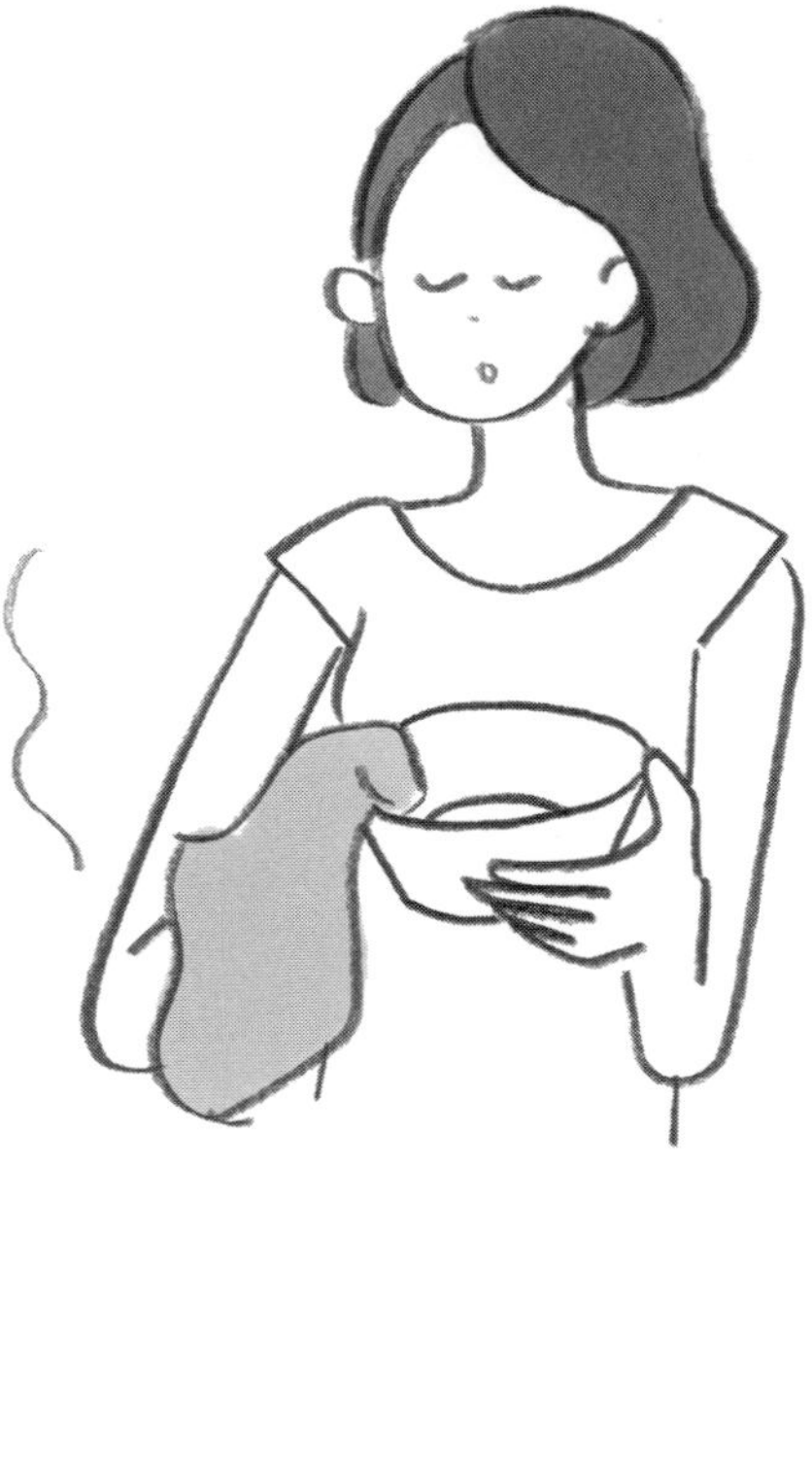

2

戸棚に
ゆっくり片づける

スローモーションで、お皿を1枚1枚、定位置に戻す。1枚あたりの所要時間をいつもの2～3倍かけてゆっくりと動く。

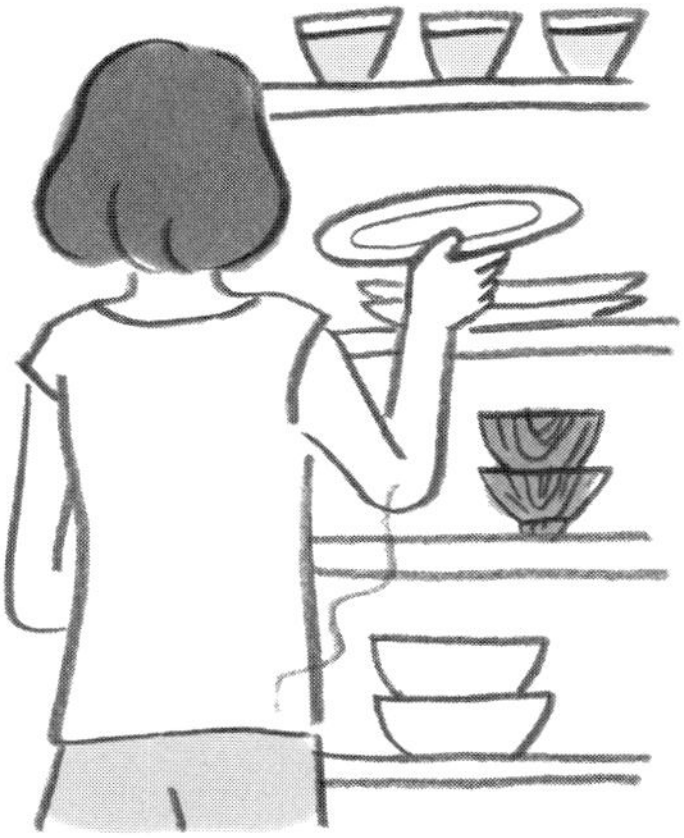

応用編

「階段をゆっくりのぼる」「リモコンをゆっくり手に取る」などもおすすめ。スローモーションで動くと筋肉も脳も、持続的に鍛えられる。

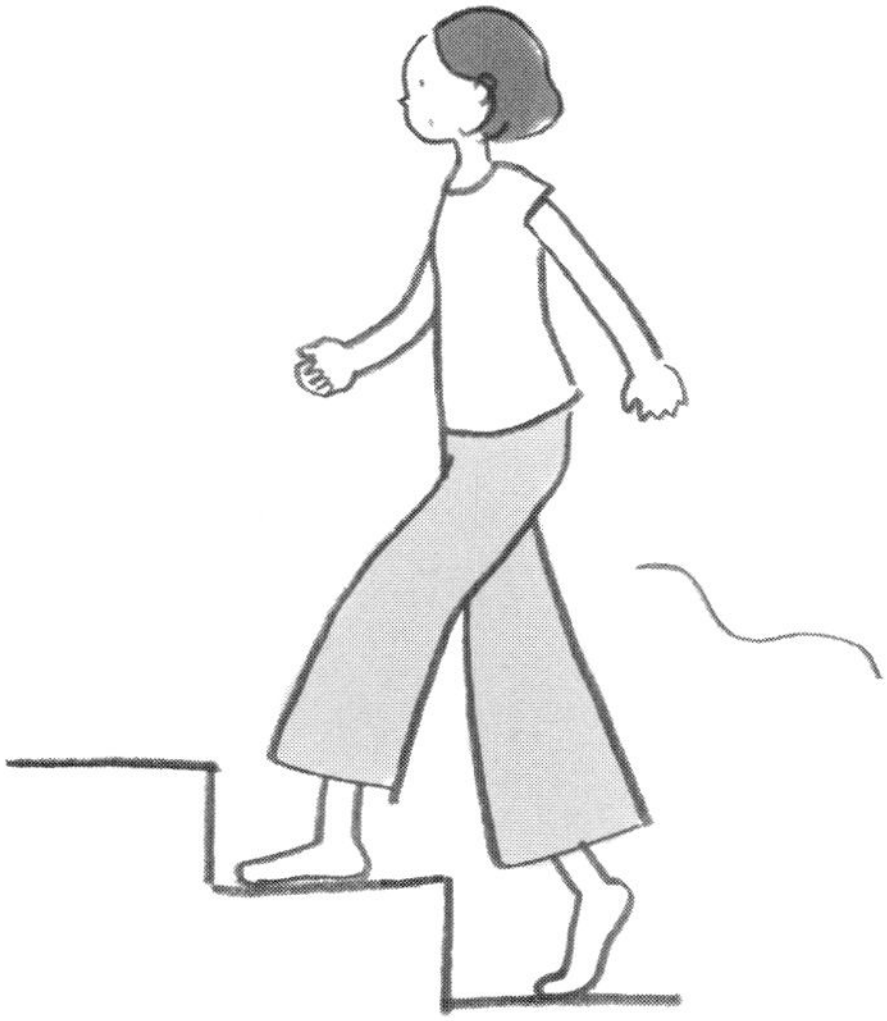

**1～2を
朝食の後に
1セット**

POINT

高い場所に収納するときは特にスローモーションで。腕の運動＆肩凝り解消効果あり。集中力もアップ。

昼の「鍛える」エクササイズ

後ろ歩き

足を使って頭頂部の脳を活性化。視界が利かない「後ろ歩き」をすると、自分の身体がどう動いているか想像する力が伸びます。

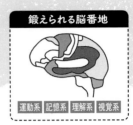

鍛えられる脳番地

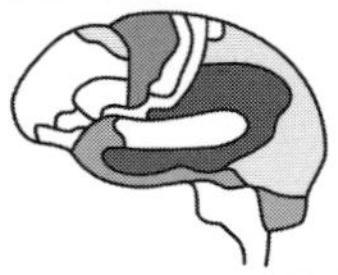

注意

- 段差のない廊下などで行う
- つまずくものを床に置かない

1

後ろ歩きをする

廊下の端に立ち、腰に手を当てて背すじを伸ばし、後ろにまっすぐ進んで反対側の端まで行く。

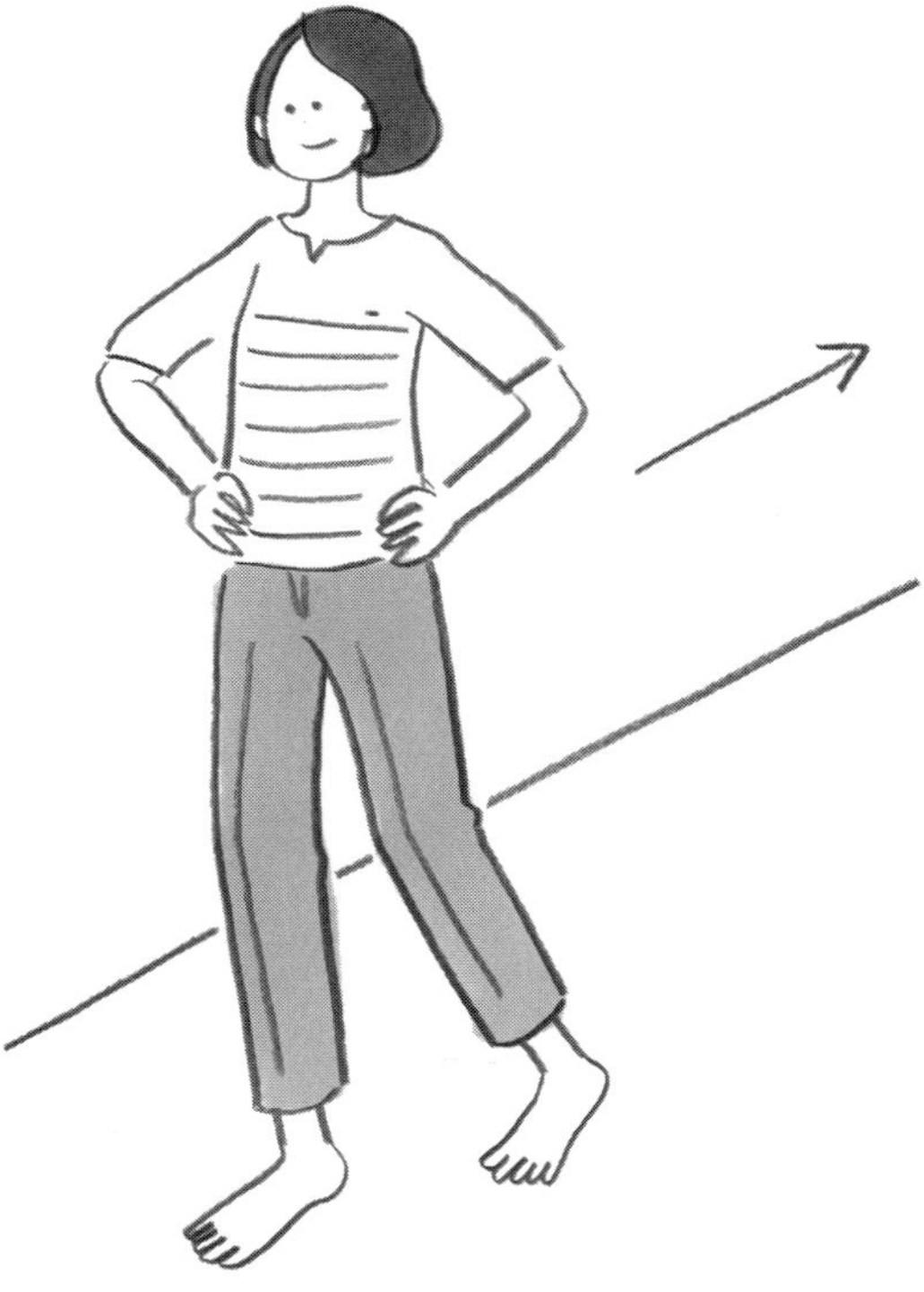

2

爪先立ちで後ろ歩きをする

爪先立ちになって腰に手を当て、最初の位置まで後ろ歩きで進む。

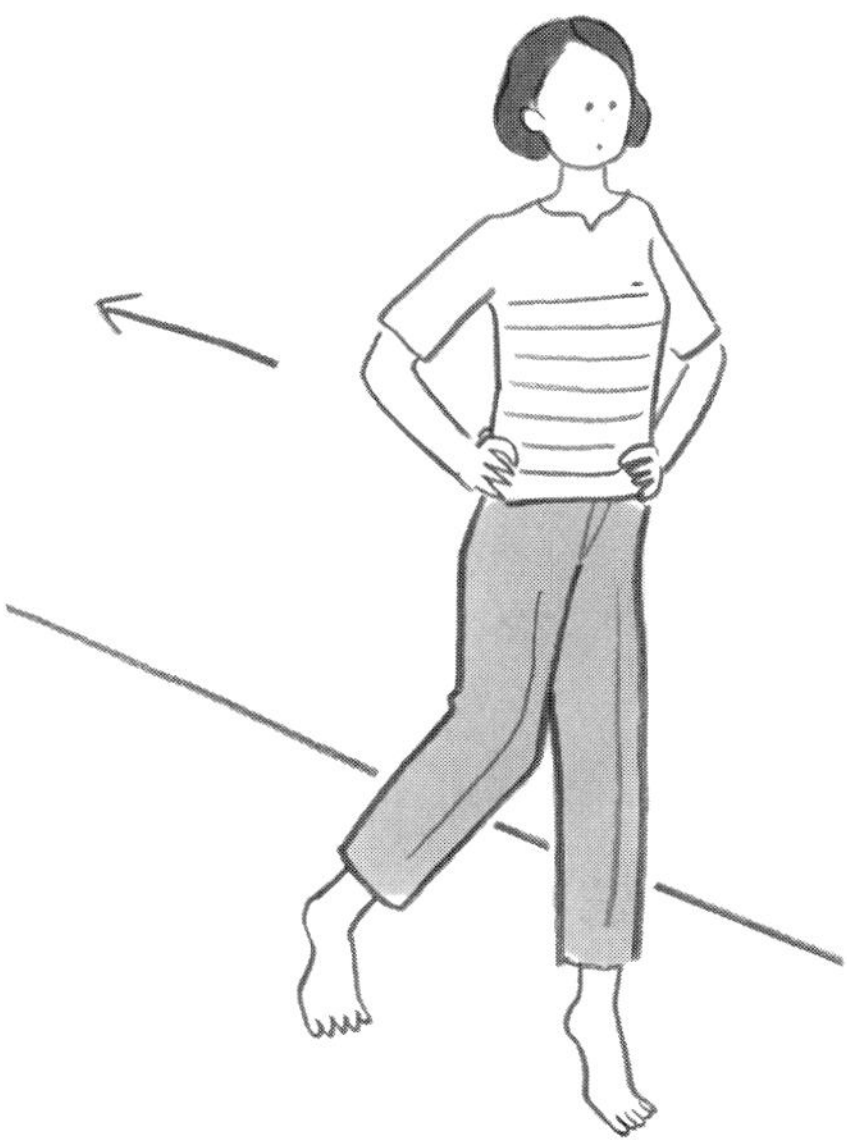

上級編

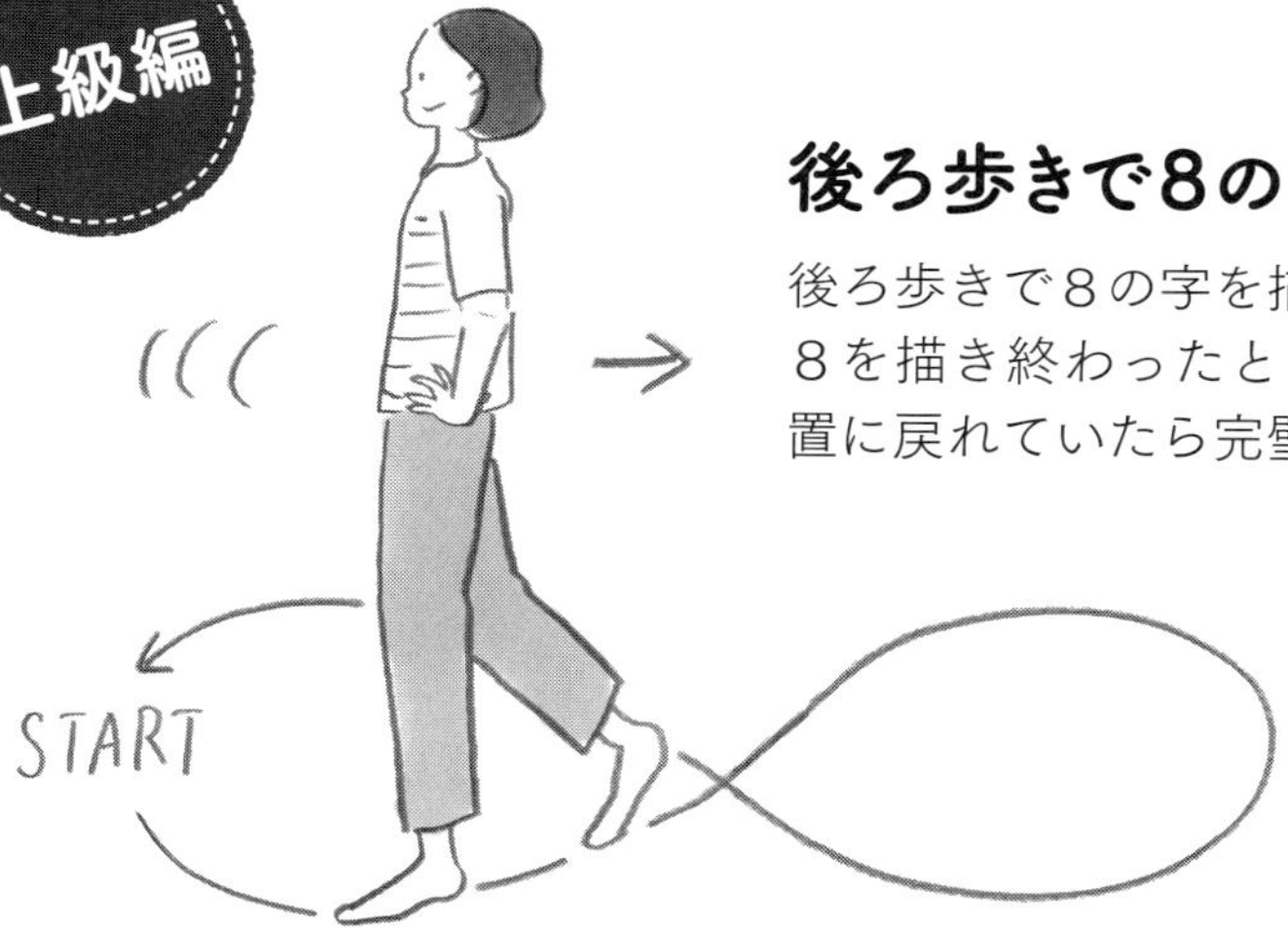

後ろ歩きで8の字を描く

後ろ歩きで8の字を描いてみる。8を描き終わったときに元の位置に戻れていたら完璧！

1～2を 3往復 昼 1セット

POINT

爪先立ちのときは足首がぐらぐらしないようしっかり立とう。

昼の「鍛える」エクササイズ

片足立ち

前後左右のバランス運動をすると背骨がきちんと整います。背中の筋肉がリラックスして脳と身体の連携が強まり、頭の回転や発想力がアップ。

鍛えられる脳番地

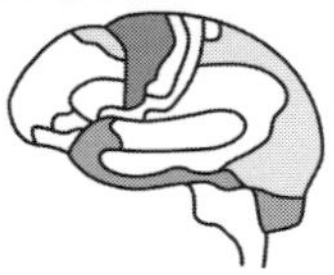

運動系　記憶系　視覚系

注意

安定しているテーブルなど、すぐつかまれる丈夫な家具のそばで行う

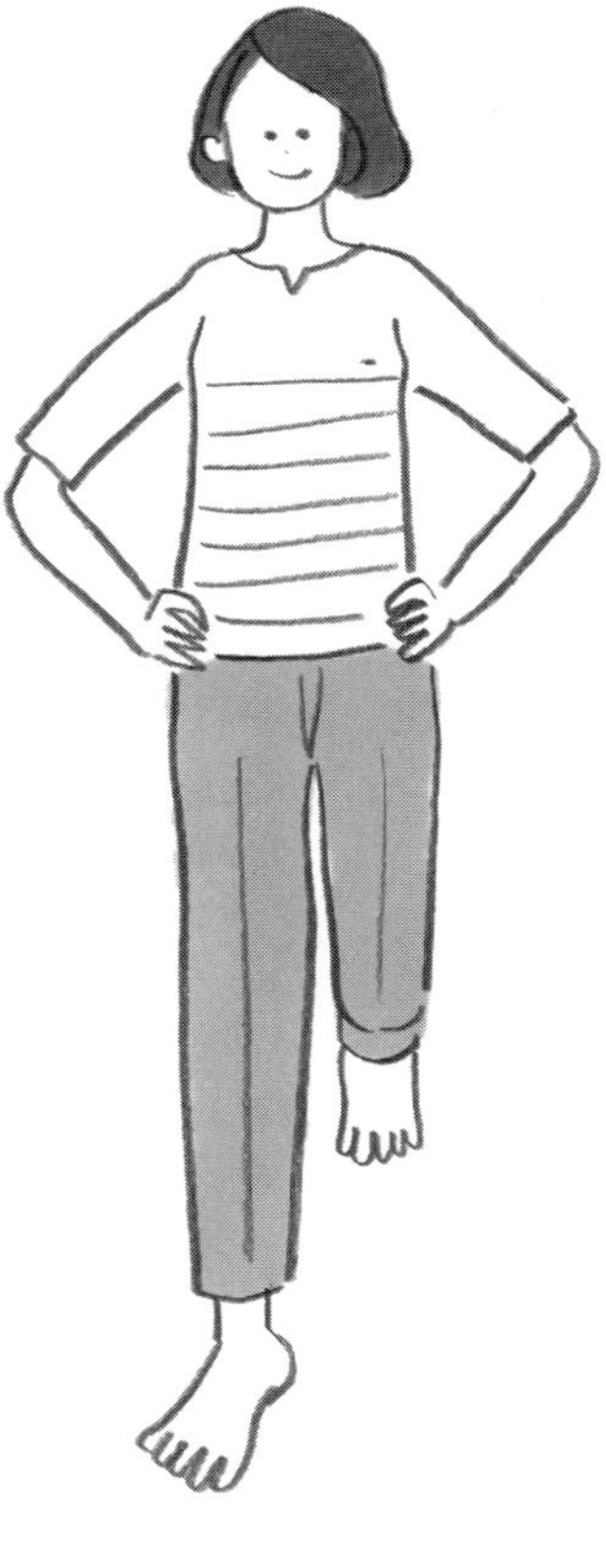

1

片足で立つ

腰に手を当てて両足でまっすぐ立ち、片足を上げて15秒キープ。重心をかかとから足指、足指からかかとと移動させ、前後のバランスもとってみよう。

2

左右を交替

もう片方の足でも同じように立って15秒キープ。

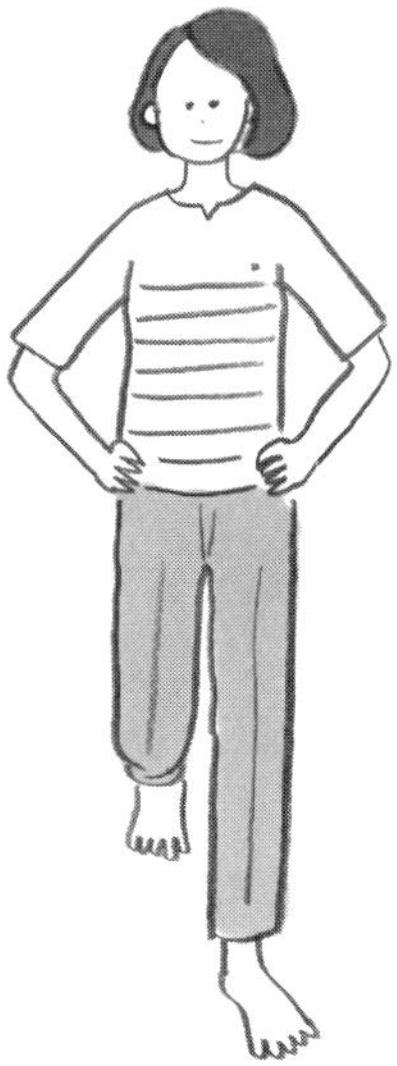

上級編

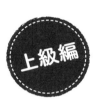

目をつぶって片足立ち

元の足に戻し、目をつぶってできる限りバランスキープ。こちらも左右交替して、同じように目をつぶってバランスキープ。双方、15秒キープを目標に。

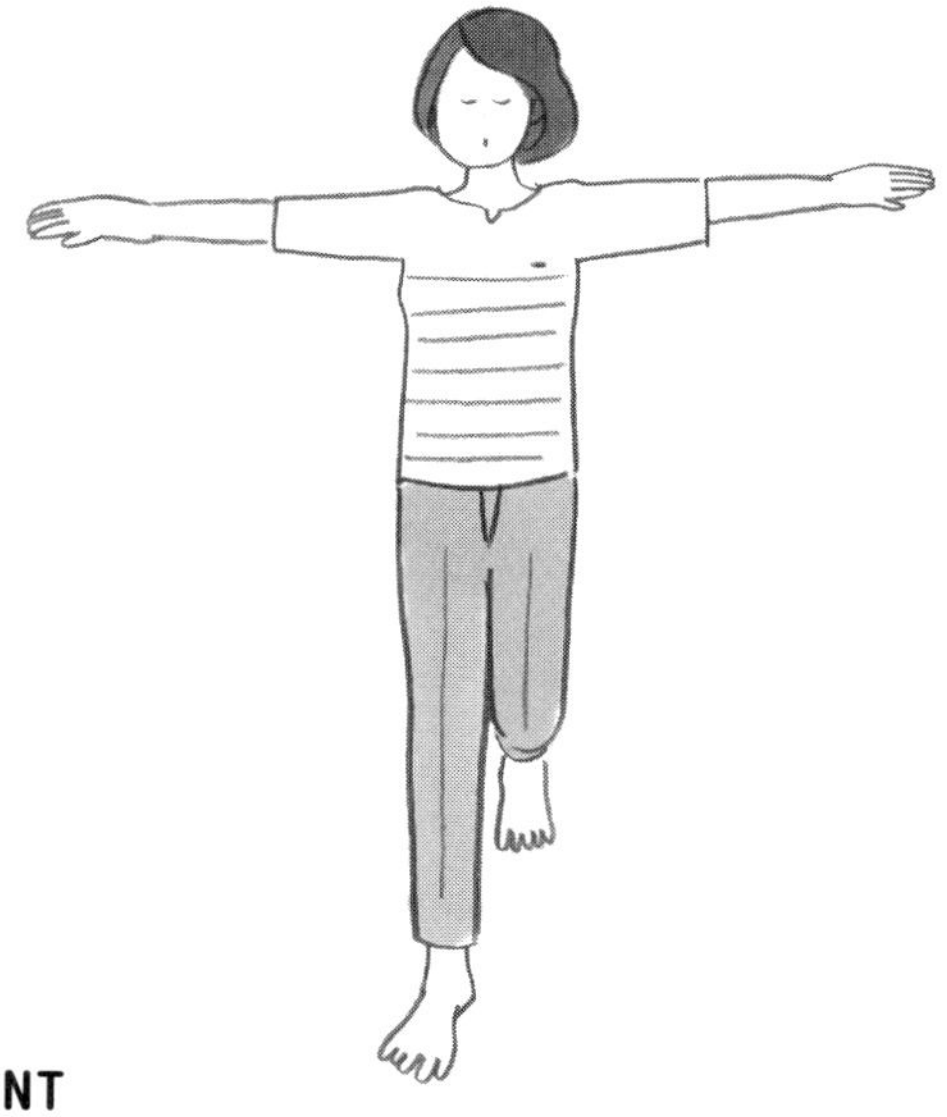

1～2を
昼 1セット

POINT

目をつぶるときは両腕を横に開くと安定感アップ。片足立ちで小脳が刺激され、記憶力もアップ。

雑誌で肩ほぐし

肩の凝りや痛みは脳の働きも妨げます。雑誌を持って左右均等に腕を上下させる運動で、肩甲骨周りを緩めましょう。

鍛えられる脳番地

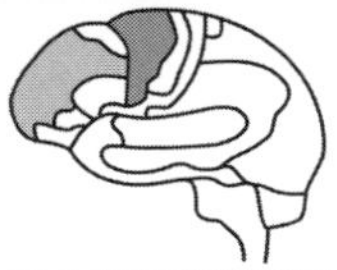

思考系　運動系

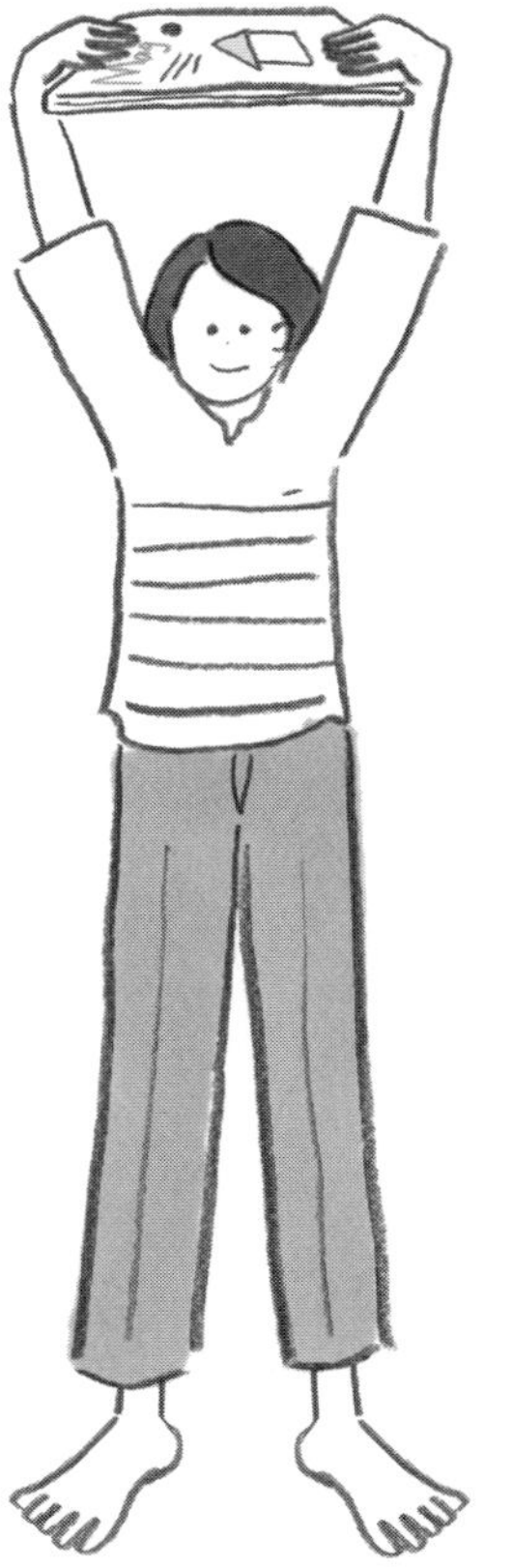

1

雑誌を持って腕を上げる

足を肩幅に開き、背すじを伸ばして立つ。雑誌の両端を持って腕を真上に上げる。

2

雑誌を
後ろに下ろす

ひじを曲げて、雑誌が頭の真後ろに来るように下ろす。

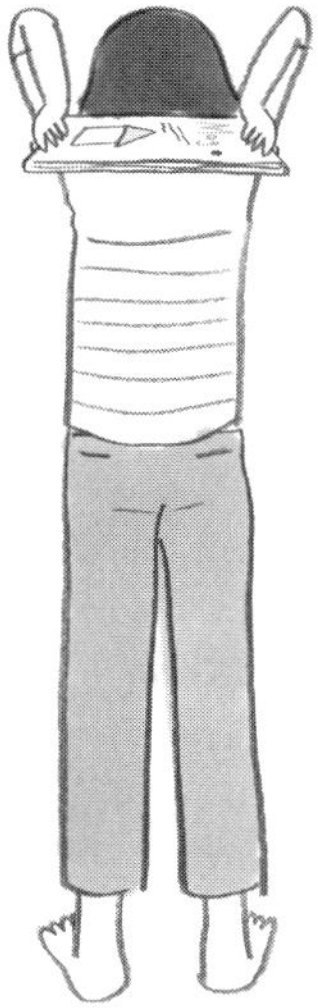

応用編

雑誌の大きさや重さをときどき変える

雑誌の大きさを変える、冊数を増やすなどして、ときどき変化をつけるのがコツ。アレンジを加えるたび、脳が新しい情報に対応する力をつけられる。

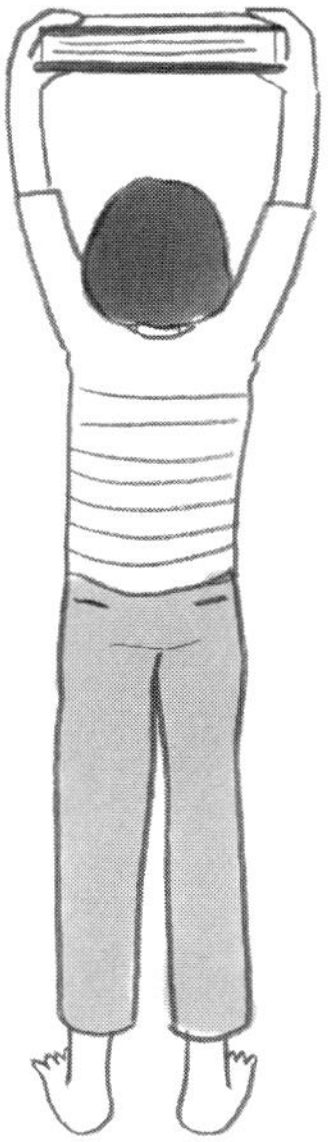

1〜2を
10回
昼 1セット

POINT

腕はゆっくり下げること。肩甲骨同士を寄せ、胸の筋肉を伸ばすイメージで。

反対腕回し

左右で別の動きをすると情報が複雑になり、集中力が高まります。肩甲骨の動きが良くなるので肩凝り解消効果も。

鍛えられる脳番地

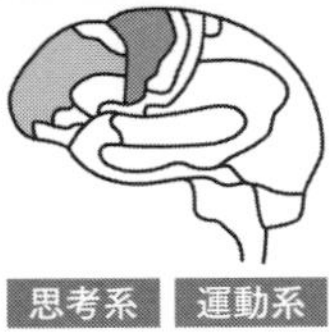

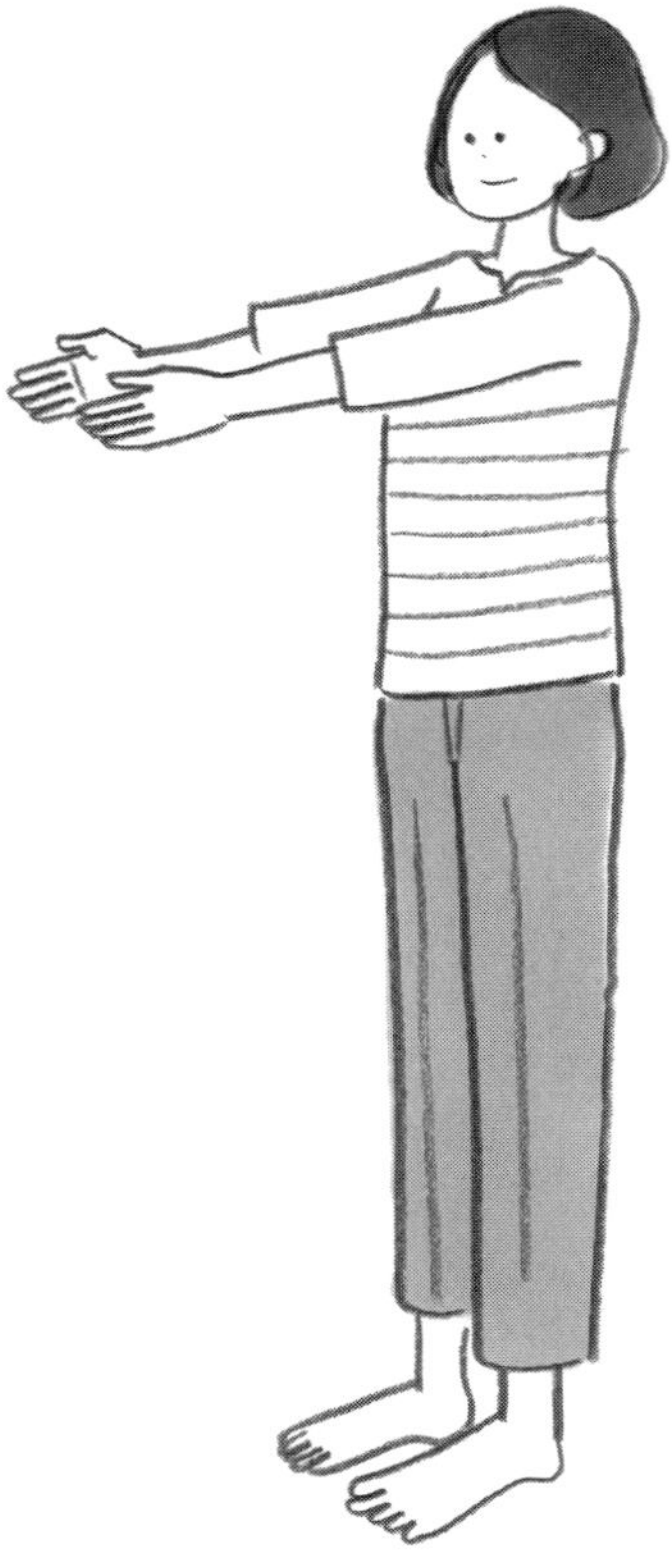

1

両腕を前方に突き出す

両腕を「前にならえ」をするようにまっすぐ前に突き出す。

2

両腕を
逆向きに回す

片方の腕は前回り、もう片方は後ろ回りでグルグルと回す。慣れない間はゆっくり回すのがコツ。

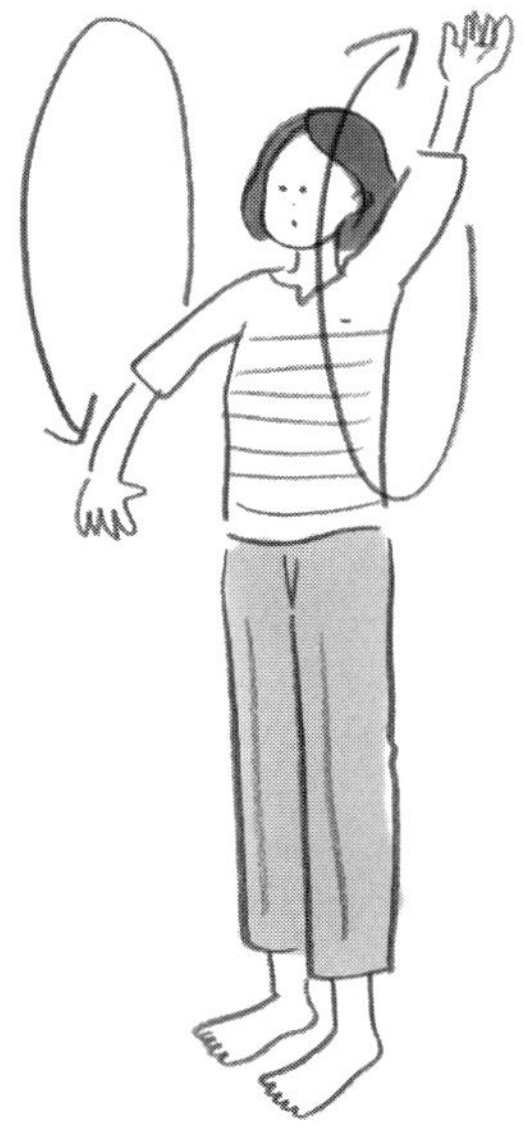

こんな方法も

うまくいかないときは、片方だけ前回りで先に回し始めて、後からもう片方の腕を後ろ回りで回すという方法もおすすめ。

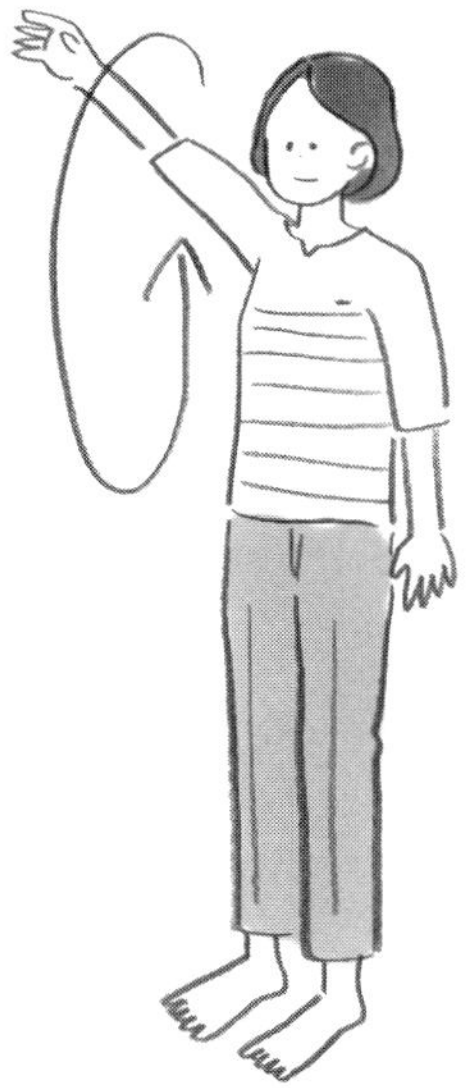

1～2を
好きなだけ
昼 1セット

POINT

「どっちの肩のほうがよく動くか?」もチェック。痛みがあるときは動かせる範囲で。

昼の「鍛える」エクササイズ

スロー足上げ

体幹部の「深層筋（インナーマッスル）」を鍛えると身体バランスが整い、腰痛も軽くなって頭もスイスイ働きます。下腹のポッコリを解消する効果も。

鍛えられる脳番地

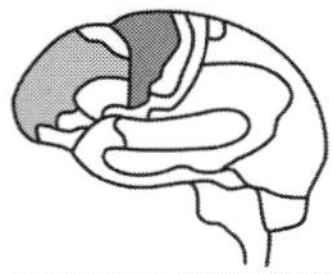

思考系　運動系

注意

安定しているテーブルなど、すぐつかまれる丈夫な家具のそばで行う

1

背すじを伸ばして立つ

足はそろえた状態で、背すじを伸ばしてまっすぐに立ち、あごを引く。

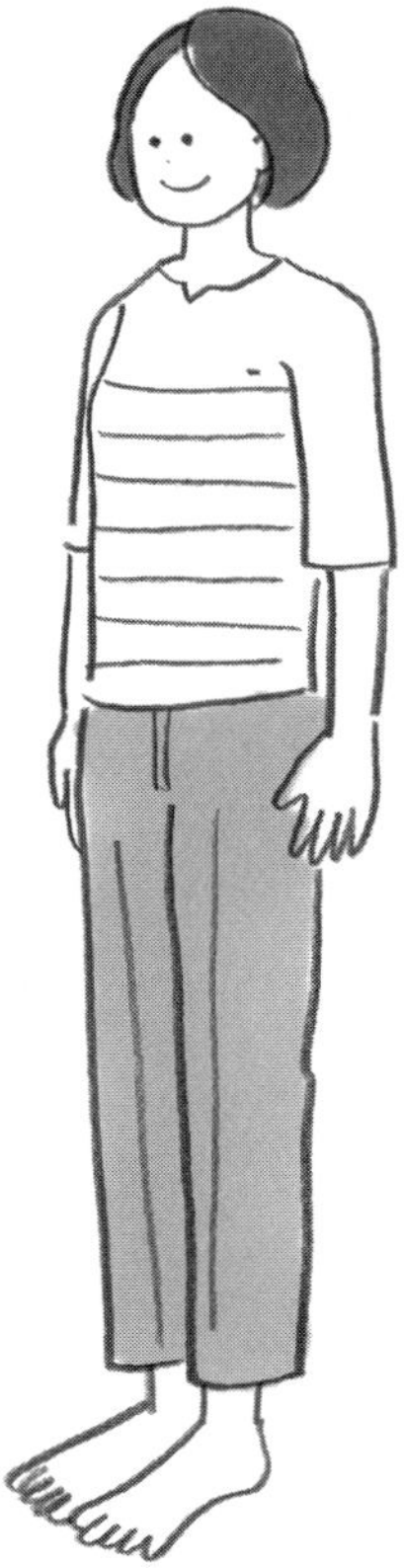

2

片足をゆっくり上げ下げする

ひざが90度になるように、片足をゆっくり上げる。次いでゆっくりと下ろすが、地面につく前にまたゆっくり上げる。これを続けられるだけ続ける。

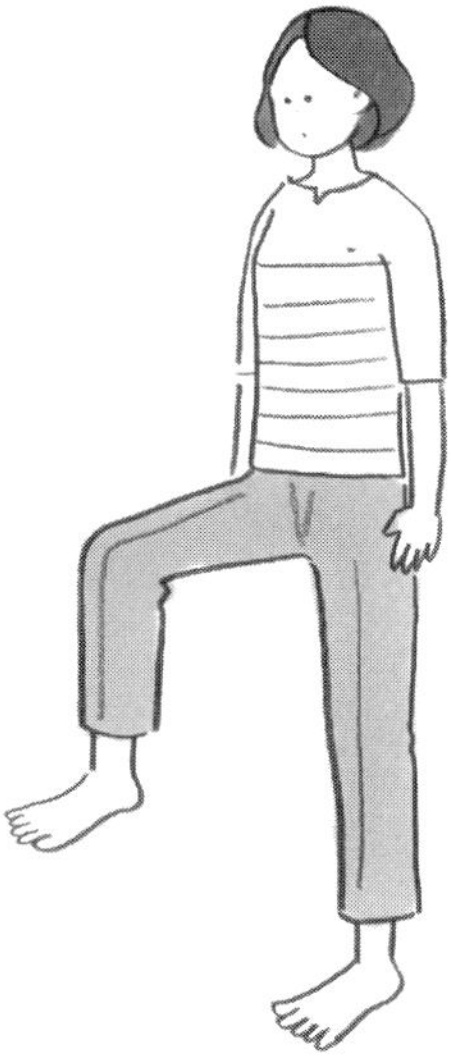

3

足を交替

もう片方の足も同じく、ゆっくり上げ下げする。太ももで上げようとせず、腹筋を使って上げるとうまく安定する。

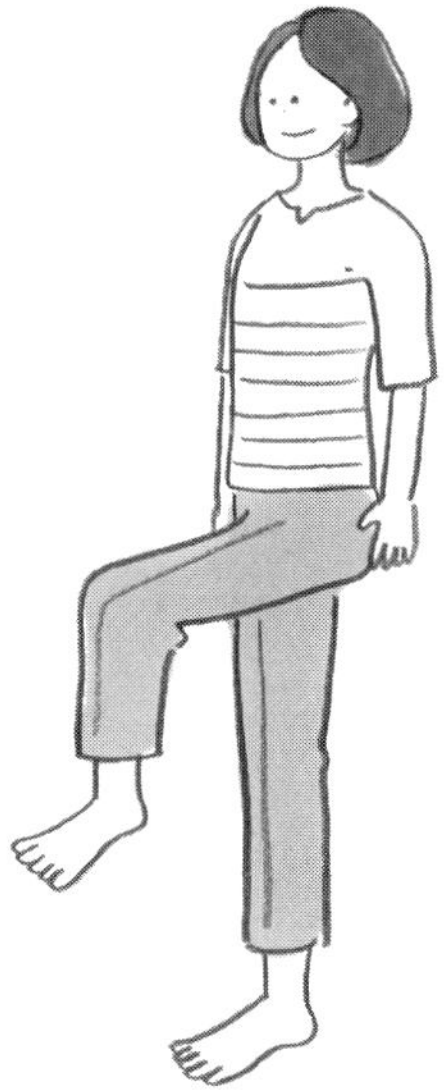

1〜3を
好きなだけ
昼 1セット

POINT

ゆっくり動かすほど深層筋が強化される。軸足を曲げたり、猫背になったりしないよう注意。

またいで足上げ

「またぐ動き」は足や腹筋の運動になるだけでなく、前足・後ろ足の複雑な動きで脳も使います。低めの柵などで行っても効果あり。

鍛えられる脳番地

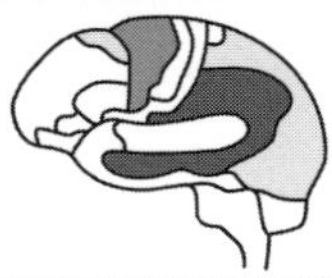

注意

- つかまれる家具のそばで行う
- 運動が終わったら台は片づける

1

台を置く

ダンボール箱など、30センチくらいの高さの台を置く。

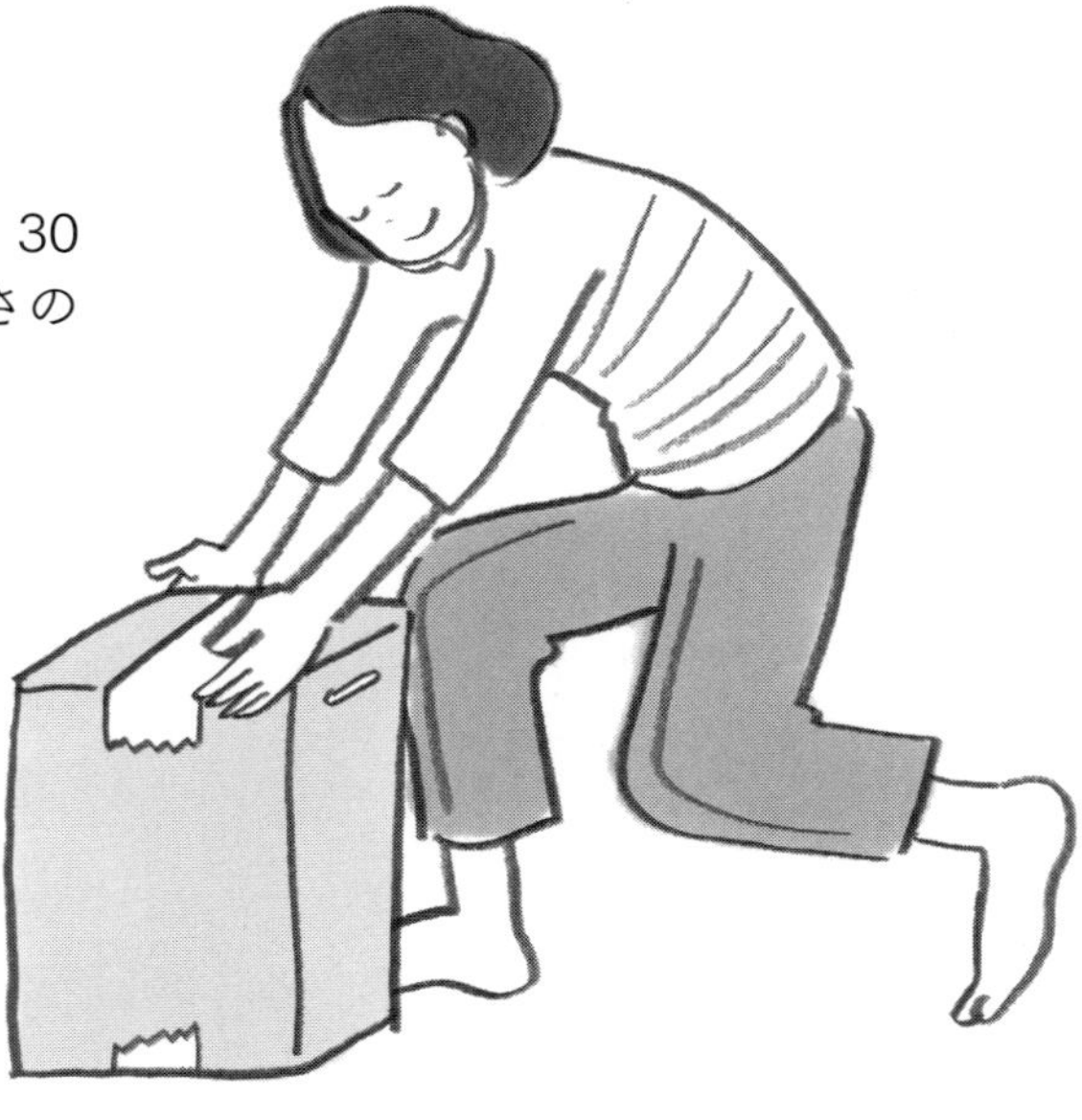

2

台をまたぐ

前足、後ろ足を意識しながらまたぐ。またいだ後は、向きを変えてまたいで戻る。この往復を繰り返す。

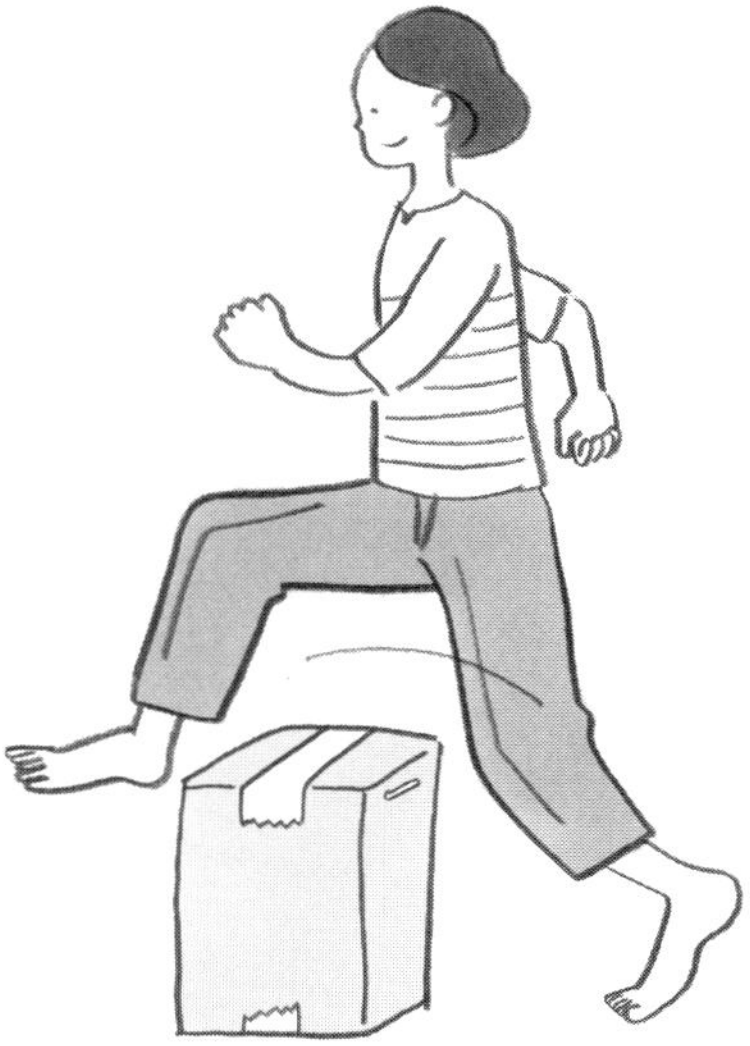

3

足を交替

先にまたぐ足を逆にして、同じように何度も往復する。ゆっくりまたいだり、速くまたいだりとスピードを変えてみる。

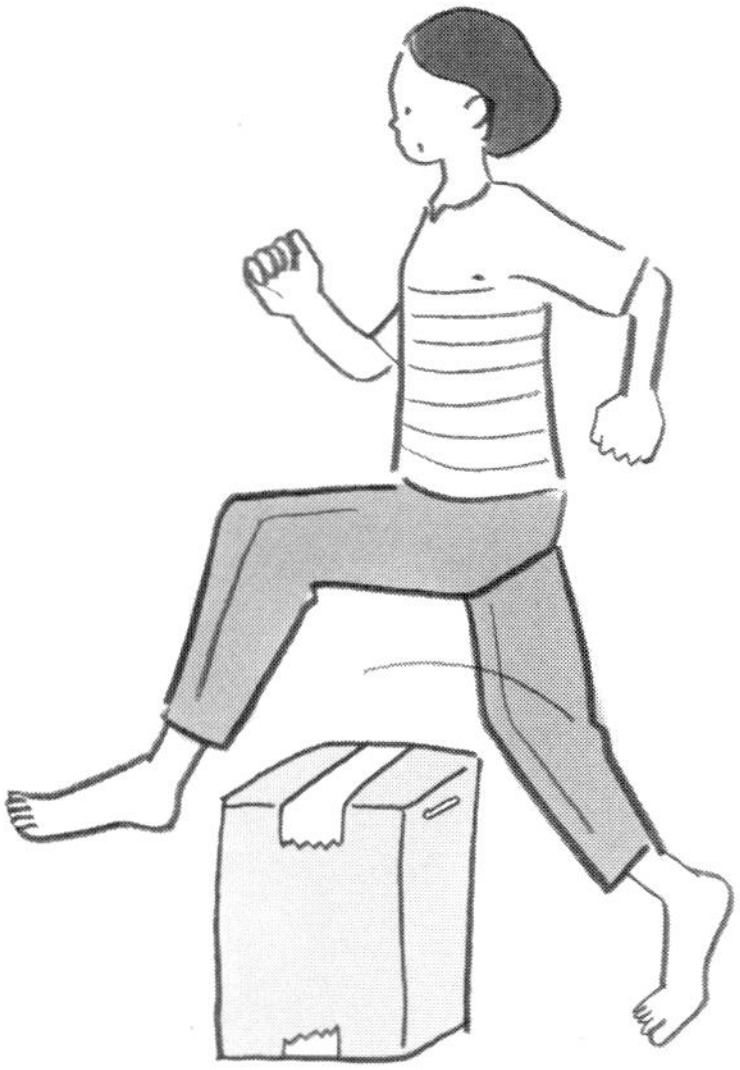

1〜3を
好きなだけ
昼 1セット

POINT

台に「触れない」ように高く足を上げると、さらに運動効果とイメージ力がアップ。

深めスクワット

腰を落とし切らないことが大事とされるスクワット。ここではあえてしゃがみ切って、背中の柔軟性を高めます。背中がよく動くと脳も活性化！

鍛えられる脳番地

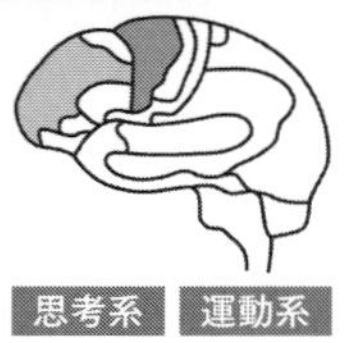

1

テーブルの前に立つ

安定しているテーブルの前に体一つ分ほど間をあけて立ち、両腕を広めに開いて天板を両手で持つ。足は肩幅に開く。

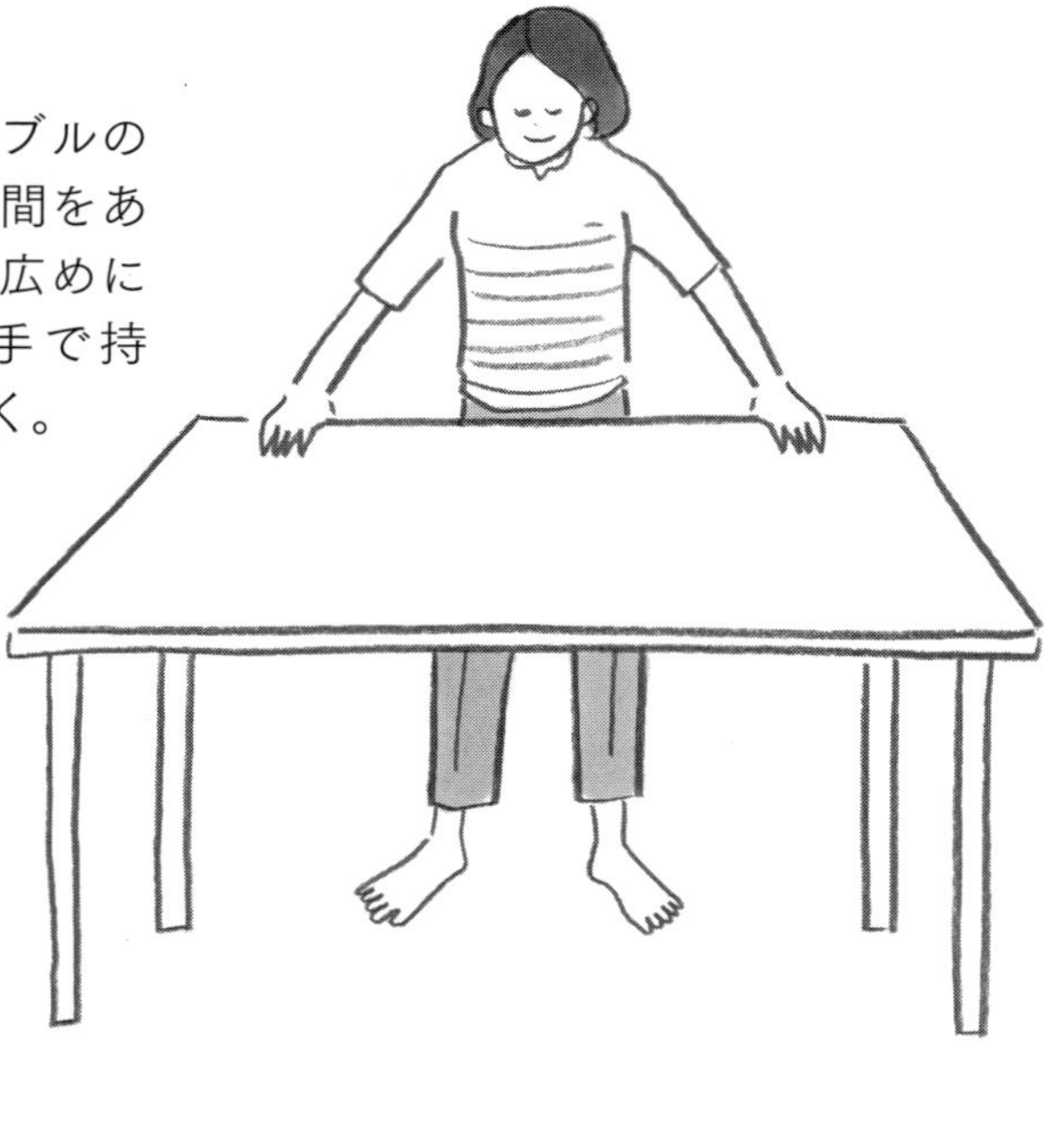

2

腰を落とす

ゆっくり腰を落とし、最後までしゃがみ切る。しゃがんだら背中をしっかり伸ばす。

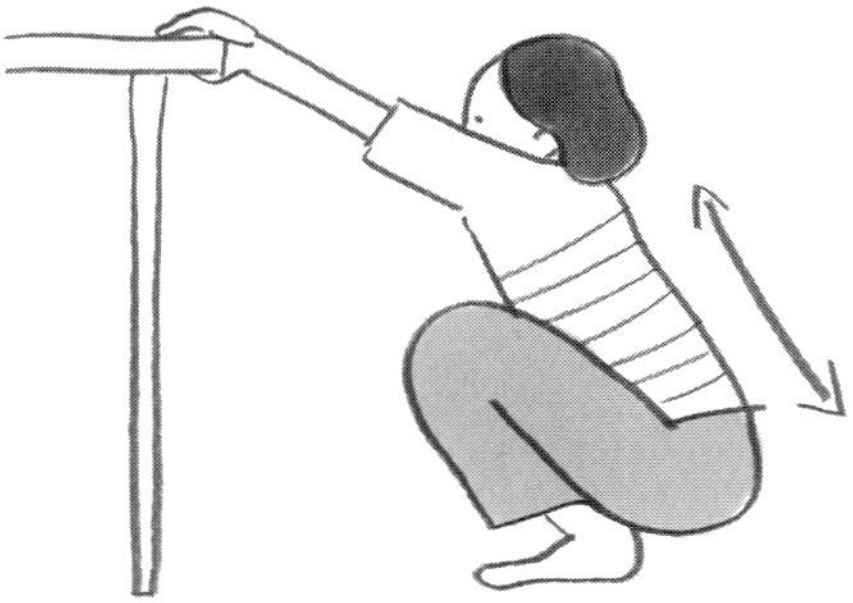

3

立ち上がる

テーブルを持つ手に力を入れて、ゆっくり立ち上がる。

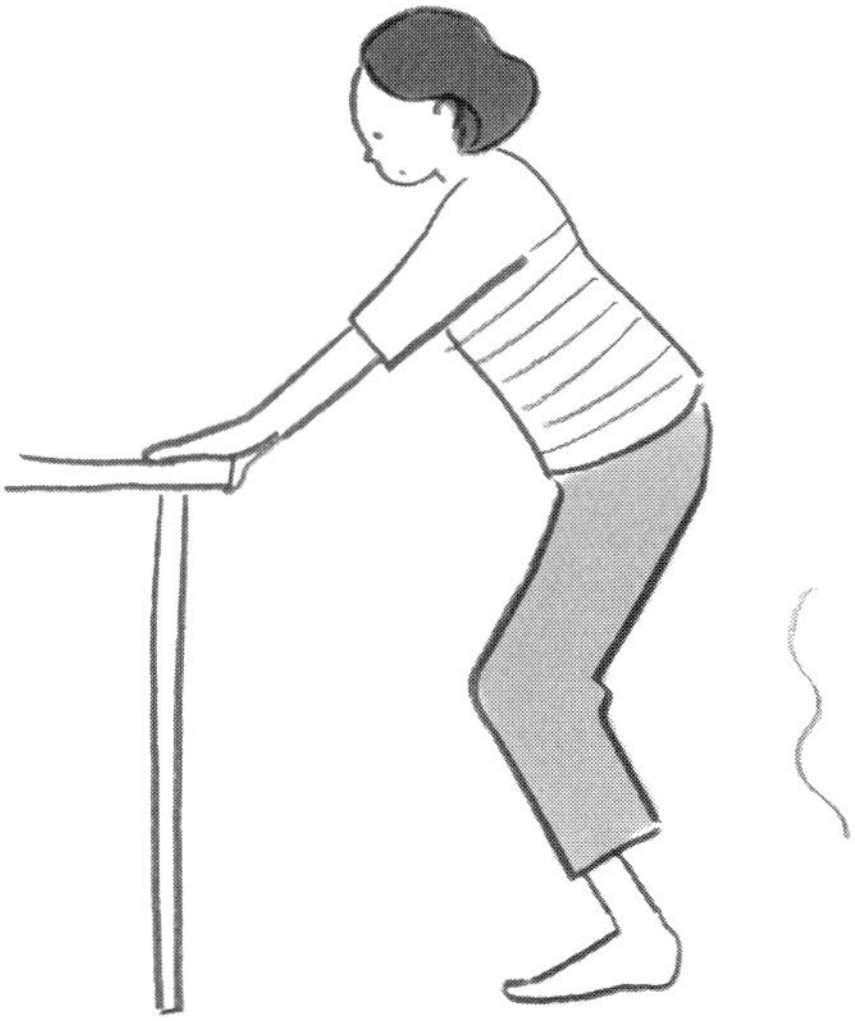

1〜3を
5回
昼 1セット

POINT

ゆっくり行うと効果的。立つときも手に頼りすぎず、お尻とお腹にしっかり力を入れて。

昼の「鍛える」エクササイズ

耳トレキャッチボール

通常のキャッチボールに「言葉」を加えて、聴覚を刺激しながら判断力を鍛えましょう。夫婦や友人同士のほか、子どもや孫とも楽しめます。

鍛えられる脳番地

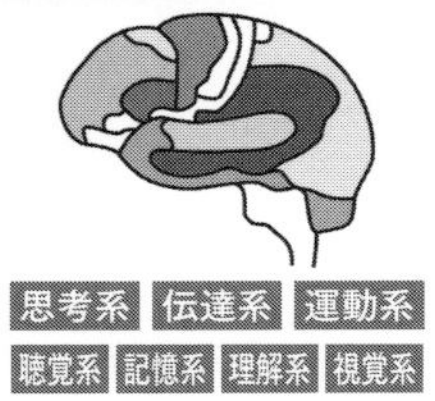

1 「右」「左」と受け取る手を指定

投げる人が「右」と言えば右で、「左」と言えば左で受け取る。たまに「両手」を入れても可。

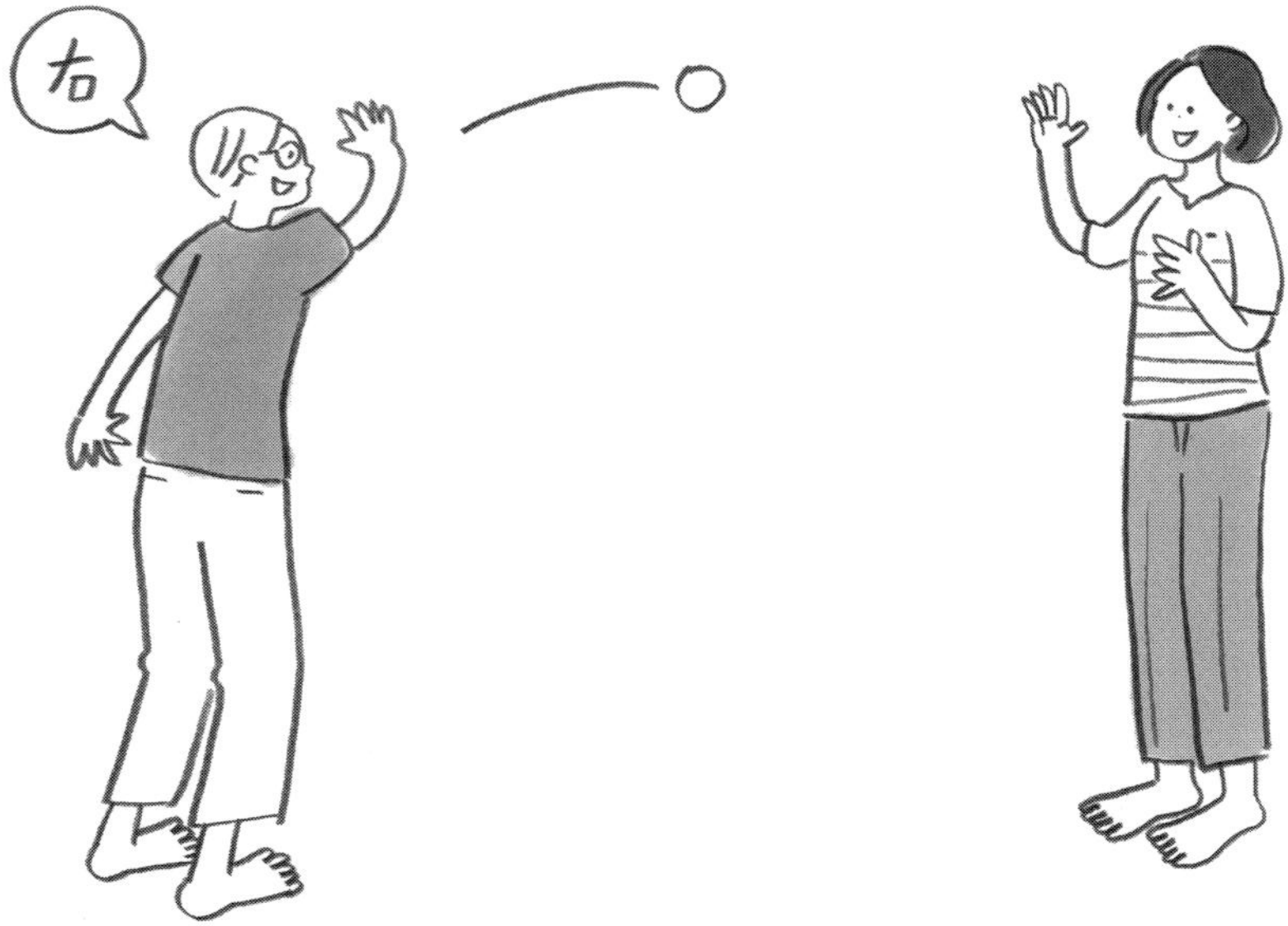

2

足も加える

慣れてきたら、「右」のときに左足、「左」のときに右足を出しながら受け取る。

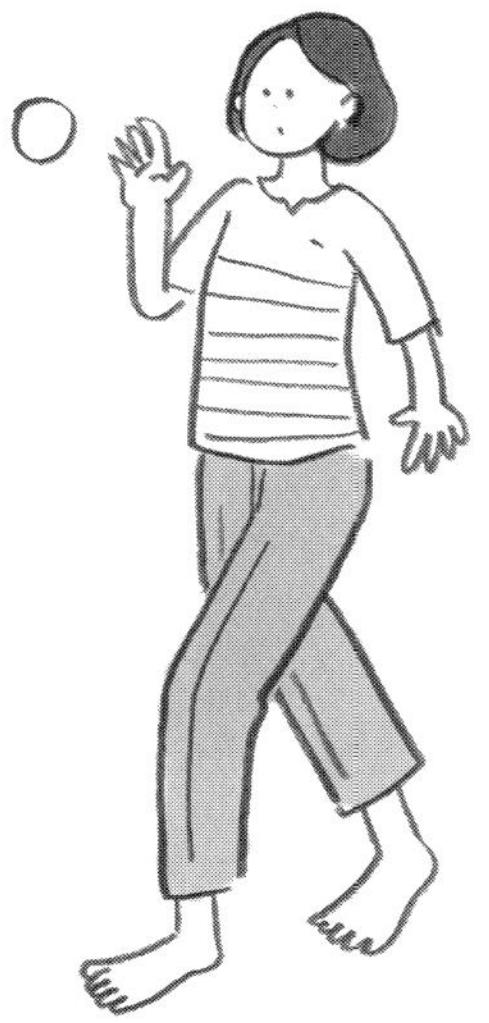

上級編

「1」なら左、「2」なら右という風に独自のルールを設ける。「赤と青」「梅と桜」など、さまざまな言葉で試してみよう。

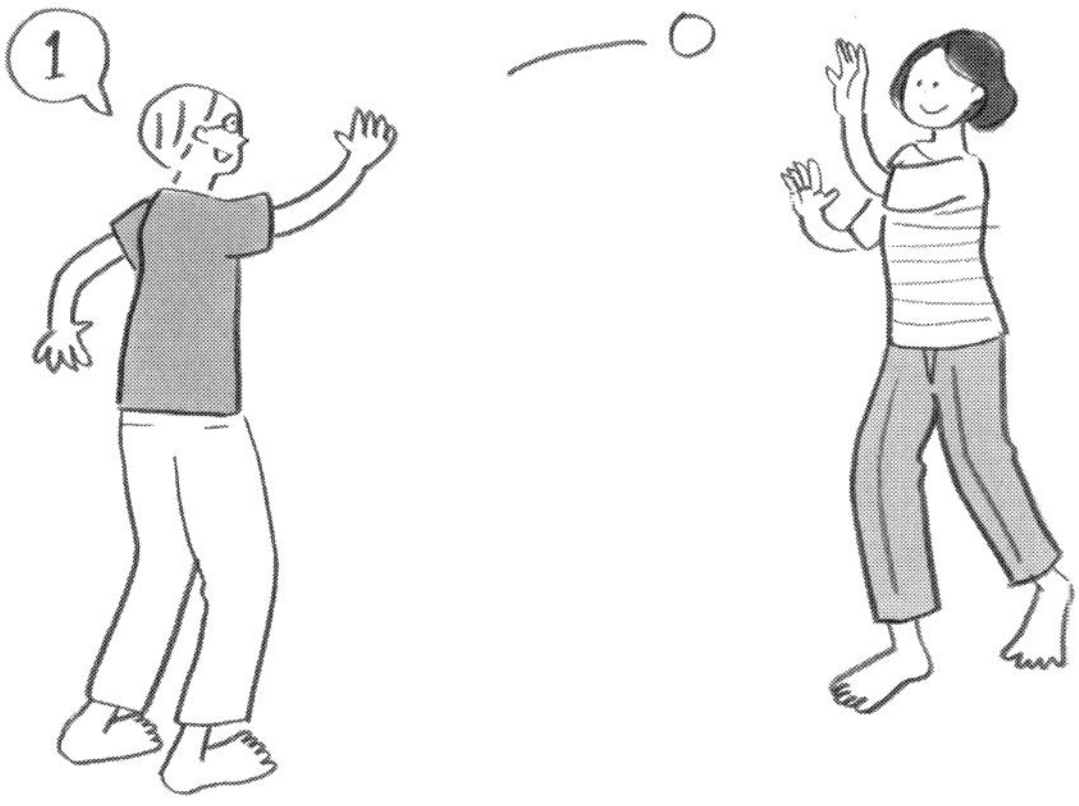

1～2を
好きなだけ
昼 1セット

POINT

投げた瞬間ではなく、相手が受け取る直前に「右！」と言えばさらにスリリングに。

昼の「鍛える」エクササイズ

笑顔でギュッと握手

ランチ後は眠さが訪れる時間帯でもあります。午後に会った友人とギュッと握手をすれば触覚が刺激されて覚醒するうえに、気持ちも和やかに。

鍛えられる脳番地

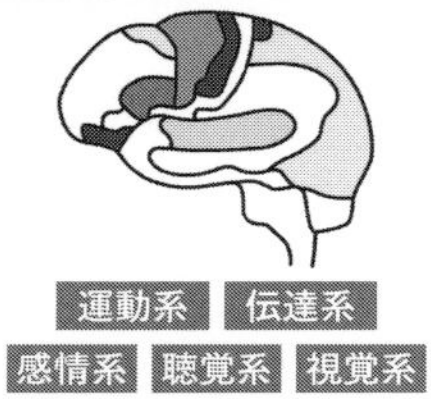

1 明るくあいさつ

友人の姿が見えたら、手を振ってあいさつ。「久しぶり〜！」「元気〜？」など、気持ちを込めて。

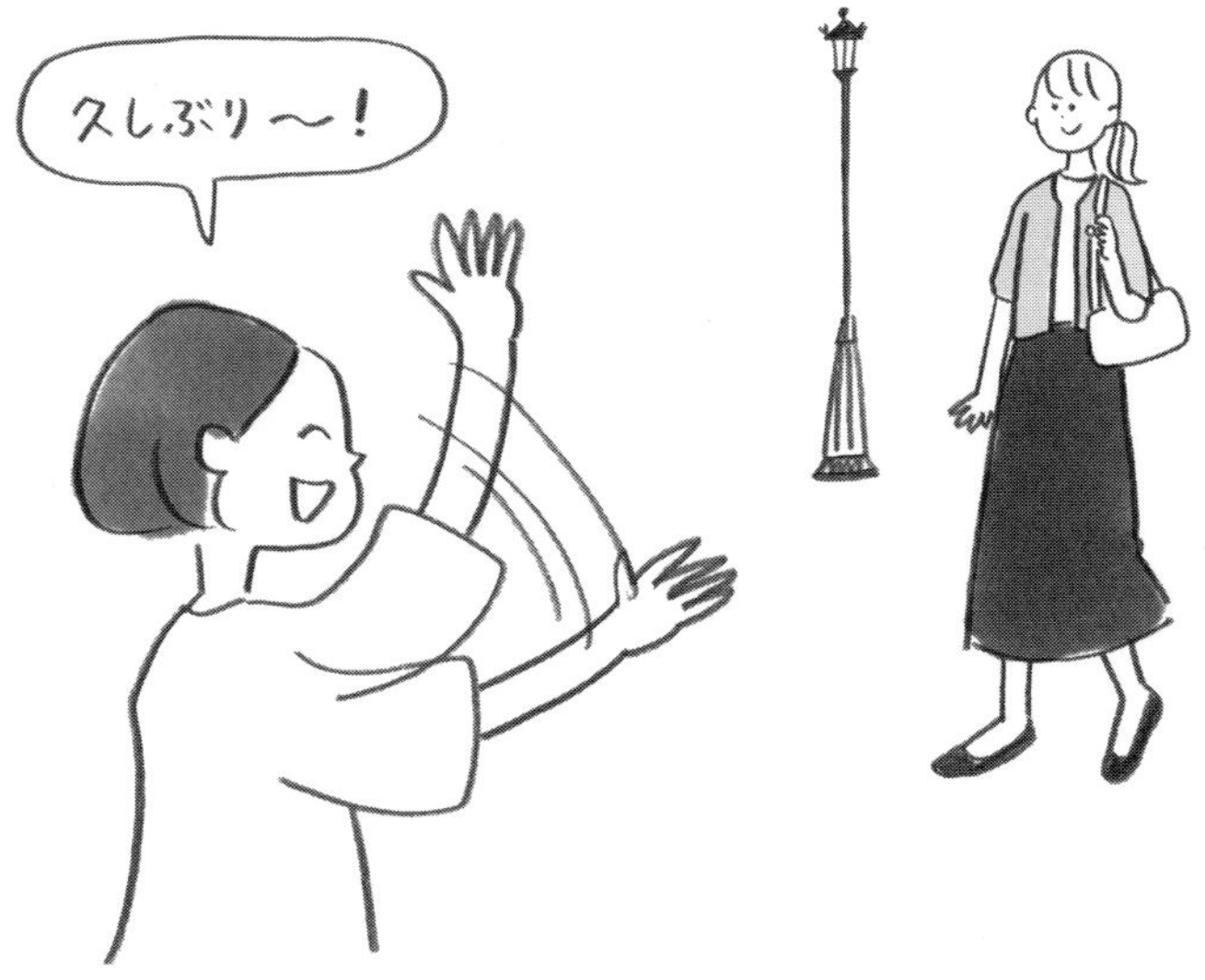

2

握手する

手を大きく開き、相手に差し出してギュッと握手。相手の目を見て笑顔になろう。

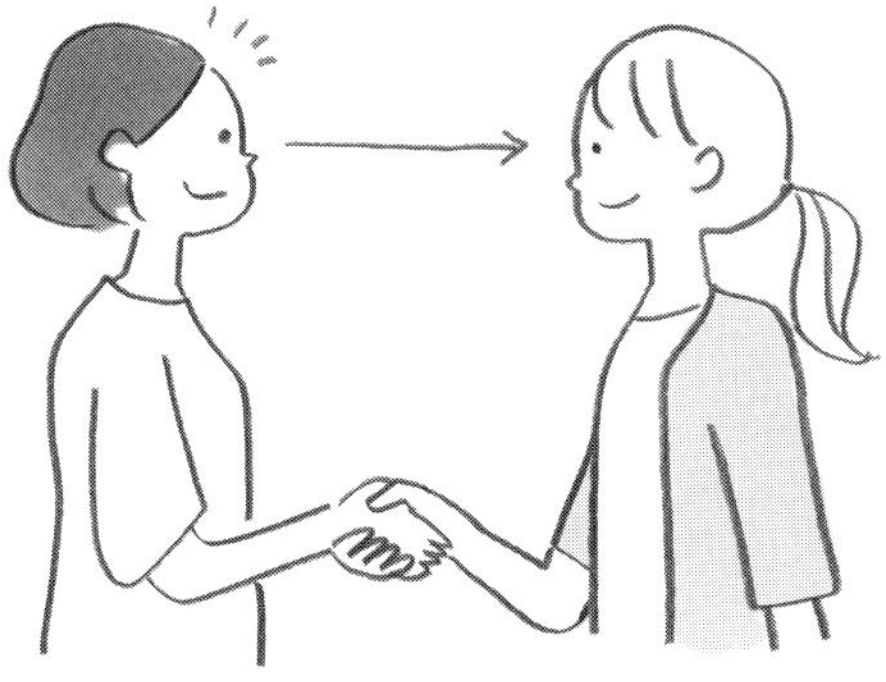

握手なんて照れてしまう……と思うときは

「知ってる？　握手すると脳にいいんですって！」と、豆知識風に理由を伝えるとスムーズ。

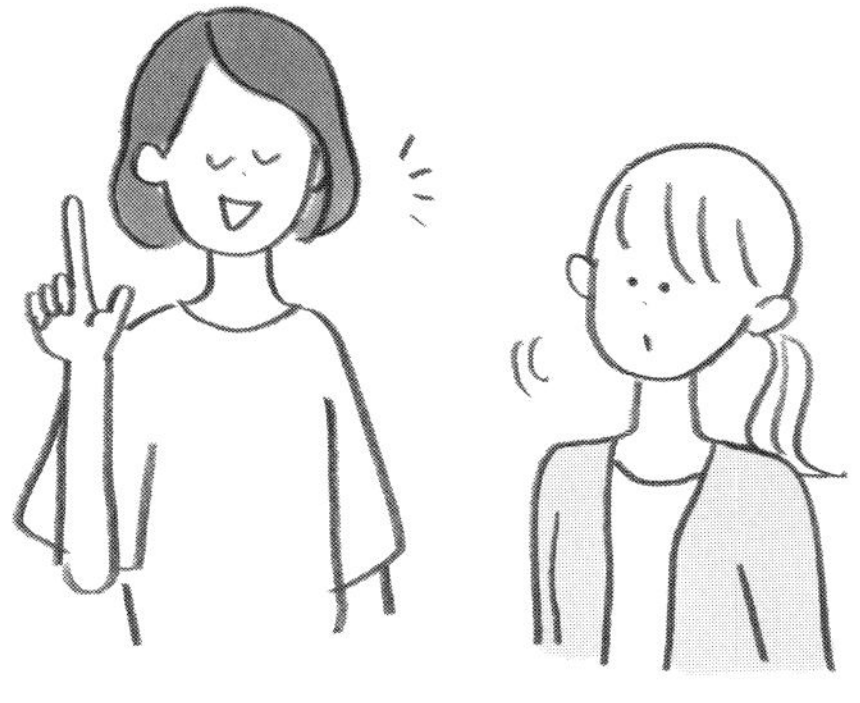

1～2を友人に会うたびに

POINT

握るときは、親指に力を入れるのを忘れがち。５本の指でグッと握ること。

探し物ウォーキング

外出中は、ただ移動するだけでなく「数える」「読む」作業を加えて脳を働かせましょう。目のエクササイズとしても最適です。

鍛えられる脳番地

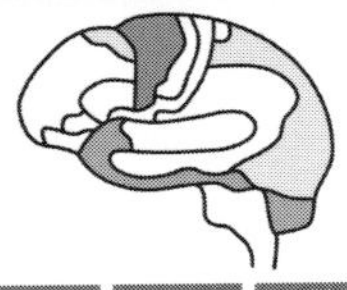

運動系　記憶系　視覚系

1

何を数えるかを決める

「美容院」「ノースリーブの服を着ている人」などテーマは何でもOK。「好きなアイドルに似ている人」など、ウキウキするものならさらにベター。

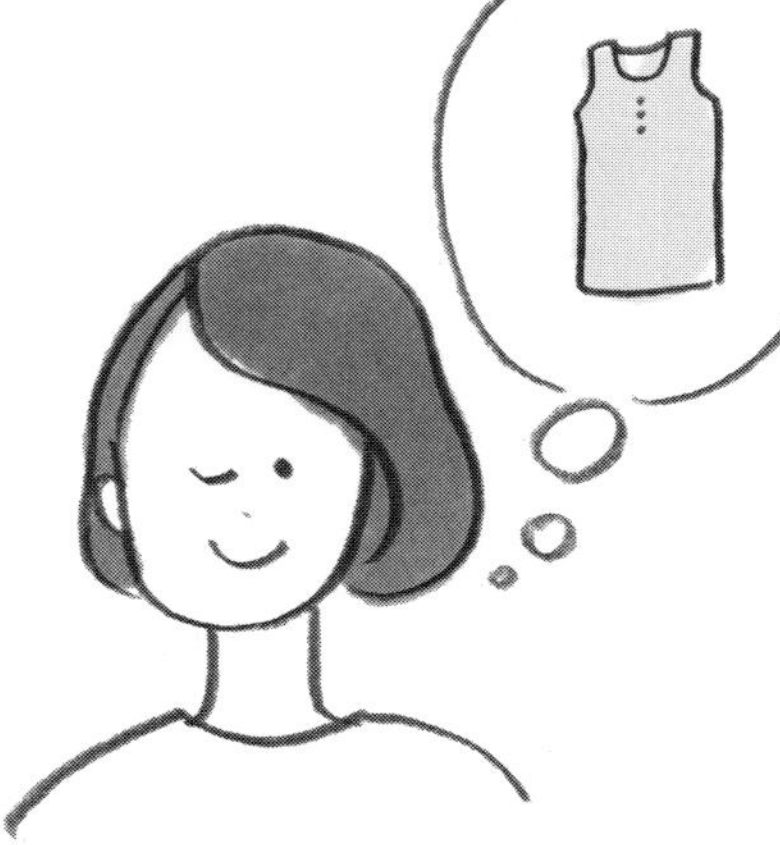

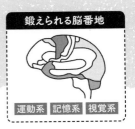

2

探しながら カウントする

家に帰るまでに見つけた数をカウント。次がなかなか見つからない間に、「今、何個目」かを忘れないよう注意。

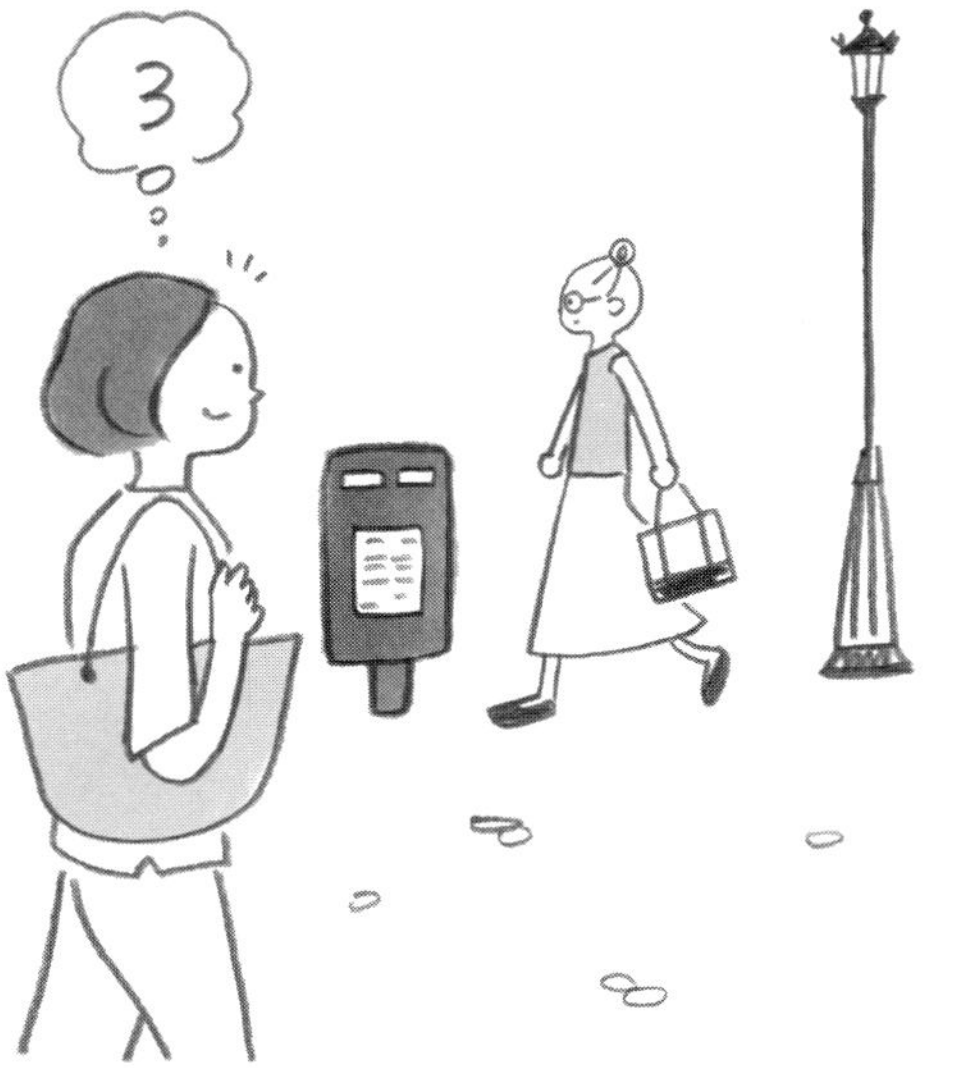

こんな方法も

看板の文字を目で見て記憶し、逆から言ってみる。

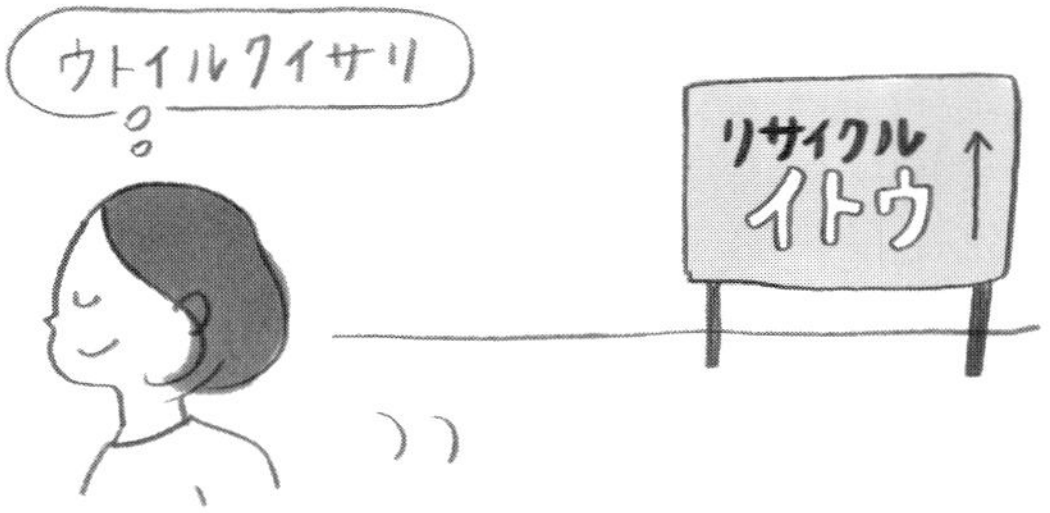

1～2を 散歩や買い物など お出かけのときに

POINT

車の多い道など、危険な場所では行わない。住宅街や商店街、電車内がおすすめ。

昼の「鍛える」エクササイズ

逆からお買い物

決まりきったルーティンをあえて崩すと、脳にワクワク感が生まれます。いつものスーパーで、定番の回り方を逆にしてみましょう。

鍛えられる脳番地

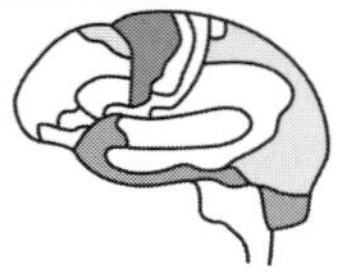

運動系　記憶系　視覚系

1 いつもと違う入口から入る

ただし「入口」「出口」が決まっているスーパーなら、いつもの入口から入って、逆側のレーンまで歩く。

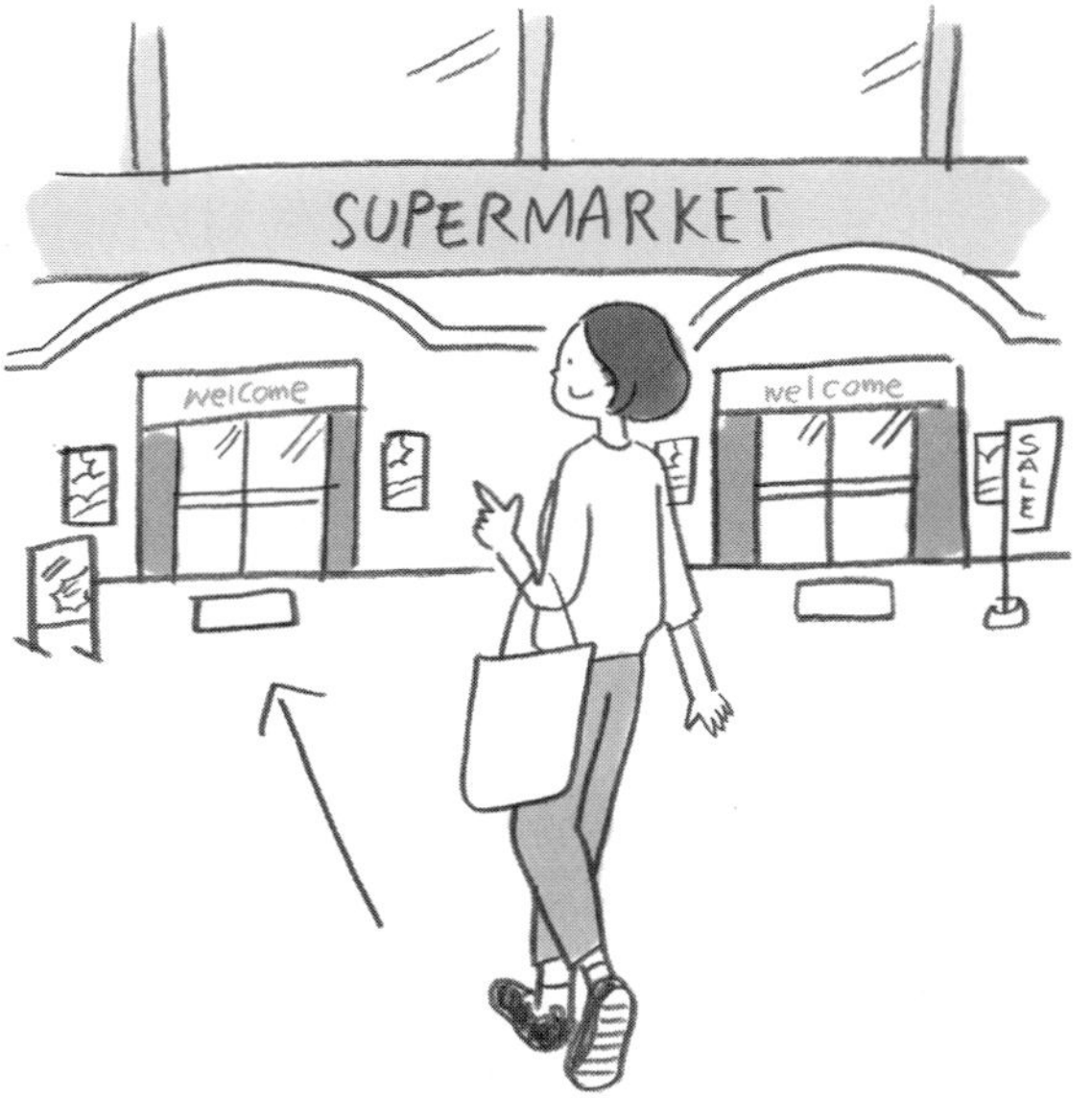

2

いつもと逆のルートをたどる

野菜→肉→魚→調味料やスパイス→乾物→お菓子……と回るのがいつものルートなら、その逆のルートで歩く。

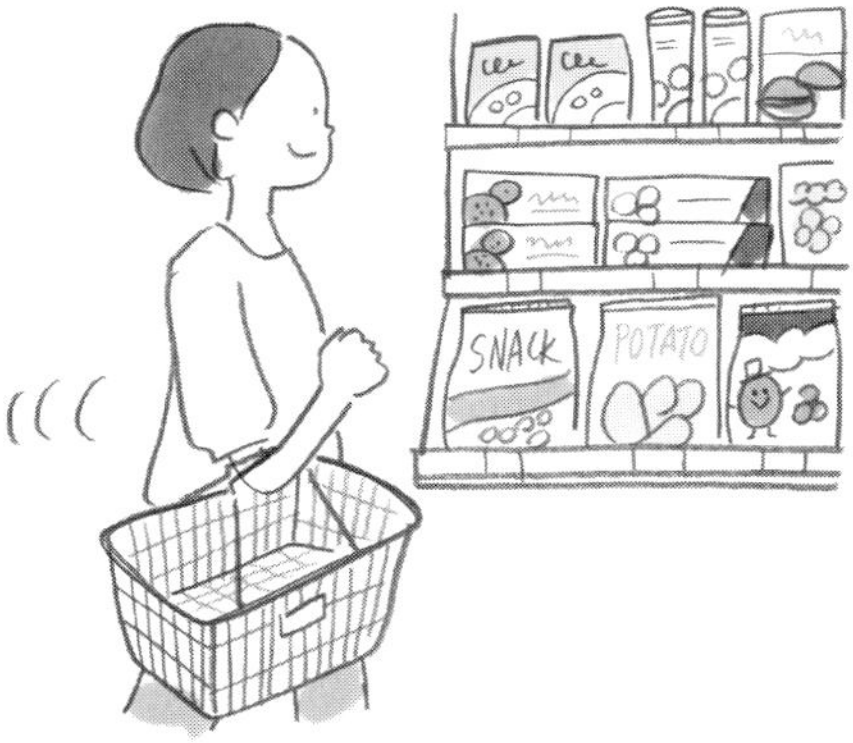

こんな方法も

レジで精算するとき、「下２ケタ」の小銭を用意する習慣を。素早く探して出す動作が、指先のエクササイズになる。

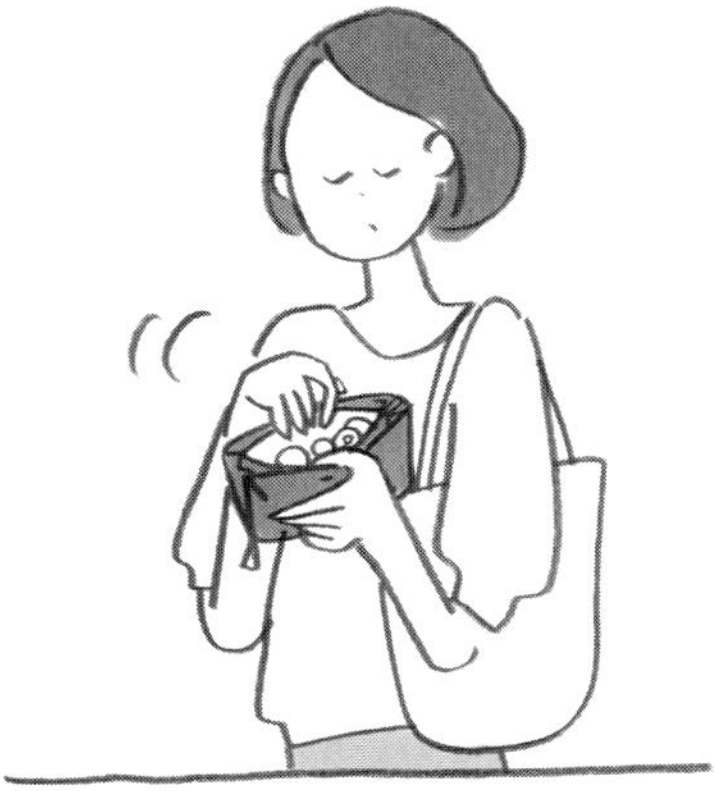

1〜2を買い物3回につき1回

POINT

帰宅後、逆から買い物をして感じたことや気づいたことを書きだすと、さらに効果アップ。

スーパーの袋でリフティング

サッカーボールでのリフティングは難しいけれど、スーパーの袋でなら簡単でケガの心配もナシ。ひざや足首を使って、何度続くかトライしましょう。

鍛えられる脳番地

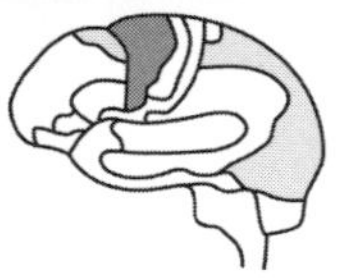

運動系　視覚系

1

スーパーの袋を用意

スーパーの袋に空気を入れ、口をしっかり結ぶ。

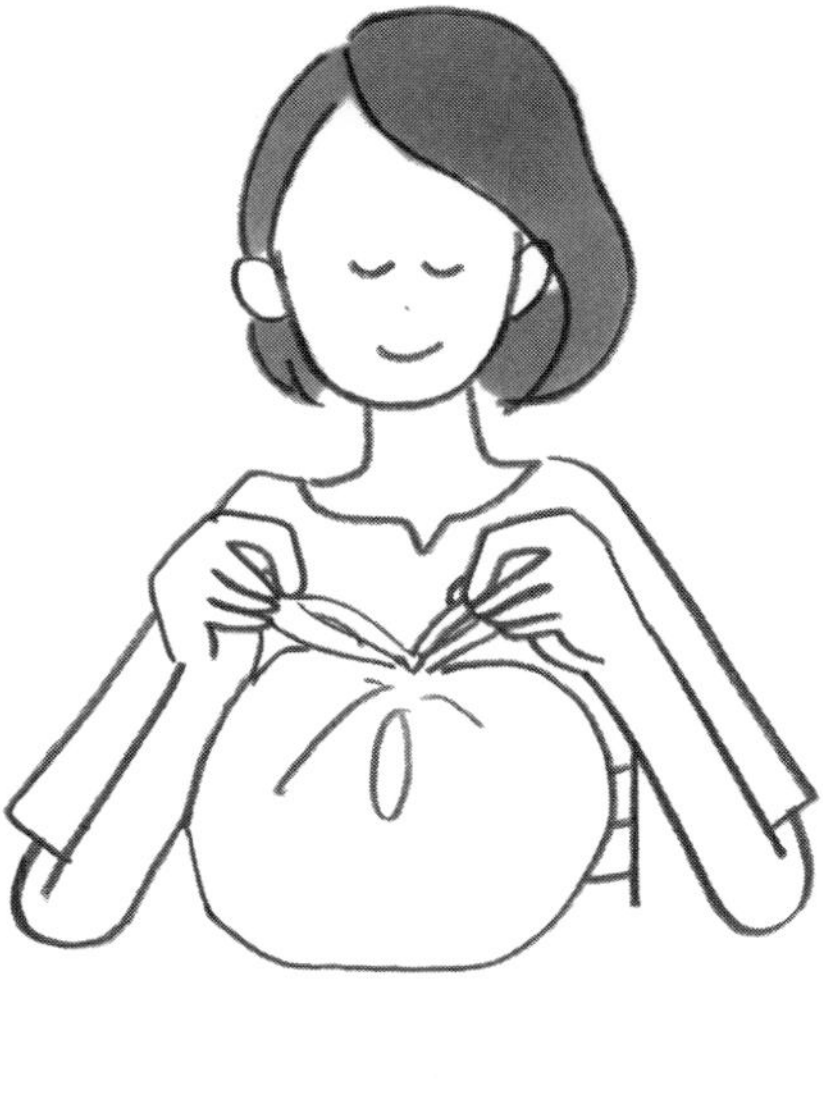

2

リフティングする

ひざや足首でポン、ポンと蹴り上げる。袋が床に落ちないよう、続く限り続ける。

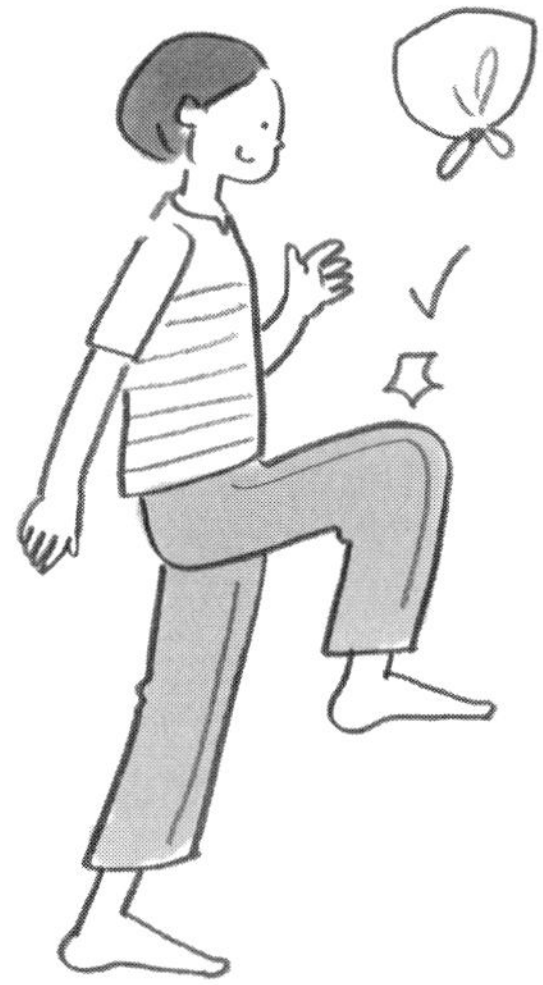

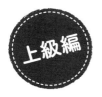

上級編

紐などで大きな輪っかを作り、「この輪から出ないように続ける」ことにトライ。

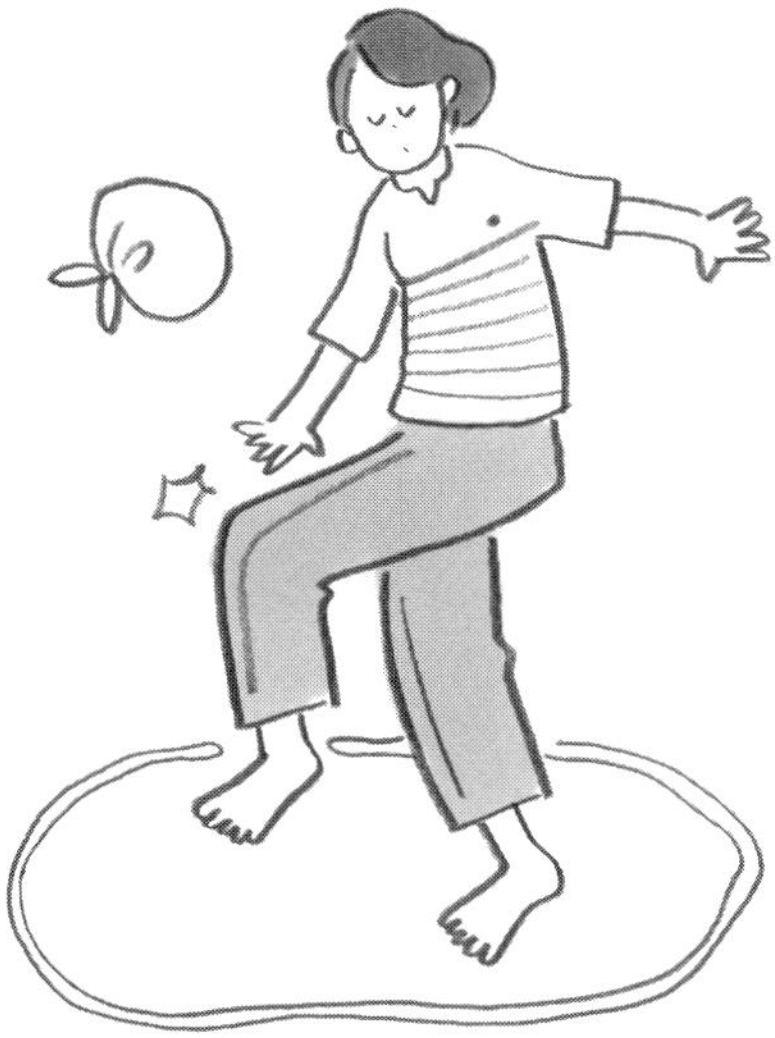

1～2を
好きなだけ
昼 1セット

POINT

最初は大きい袋で、上達したら小さい袋で。技量に合わせてレベルアップを。

肩甲骨ストレッチ

肩の凝りや痛みは集中力を落とす原因に。日中のデスクワークやスマホの見すぎで疲れた肩をリラックスさせましょう。

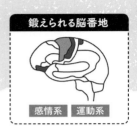

鍛えられる脳番地

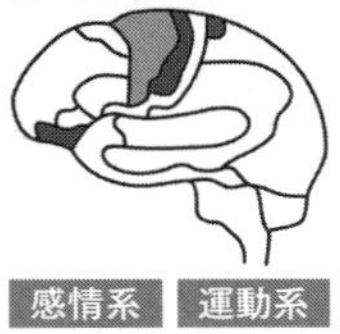

1

あお向けに寝る

両腕を広げて、両ひざは立てる。

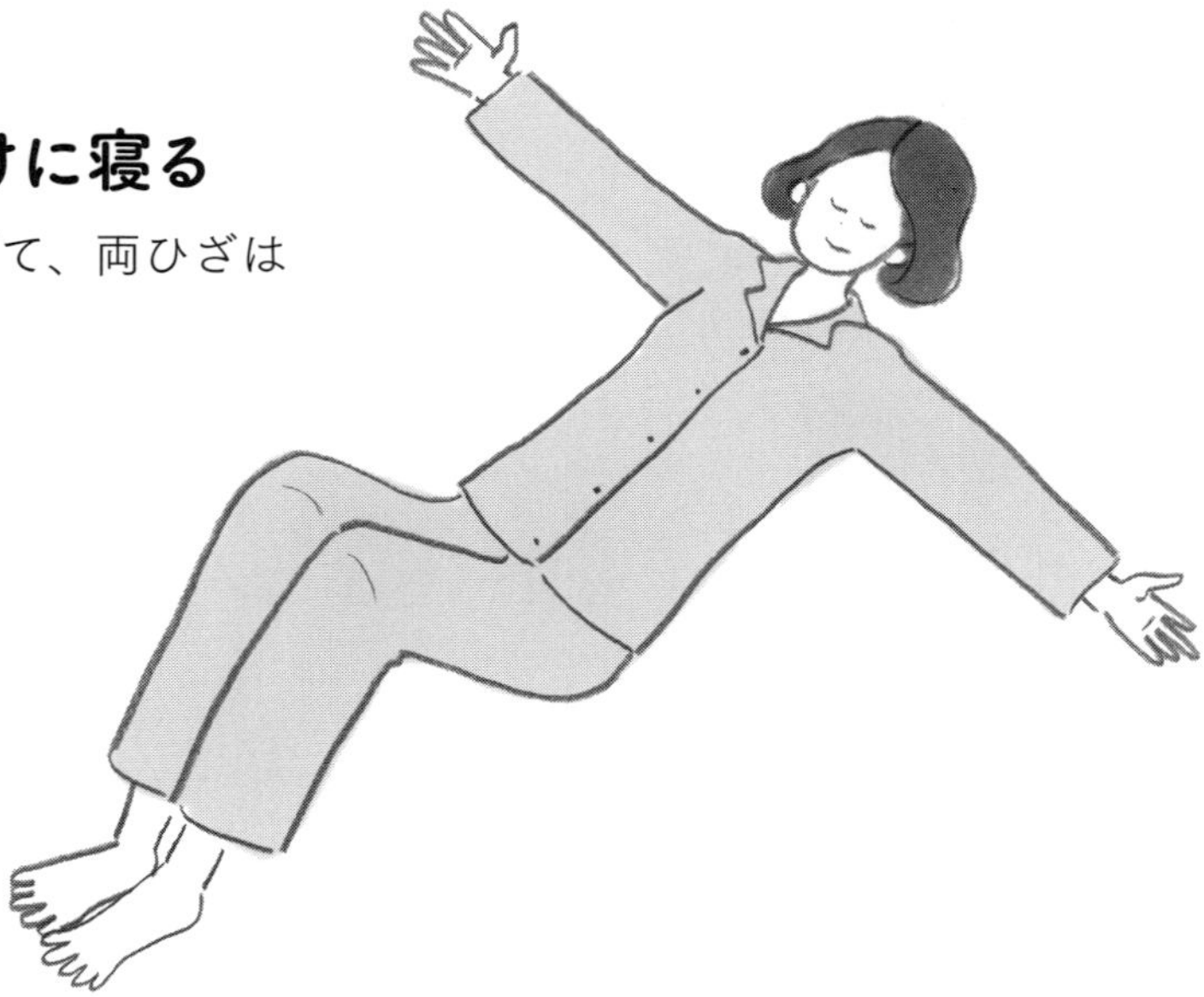

2

両ひざを左へ倒す

ひざをそろえたまま左へ倒して右の肩甲骨周りを伸ばす。５秒キープし、元に戻す。

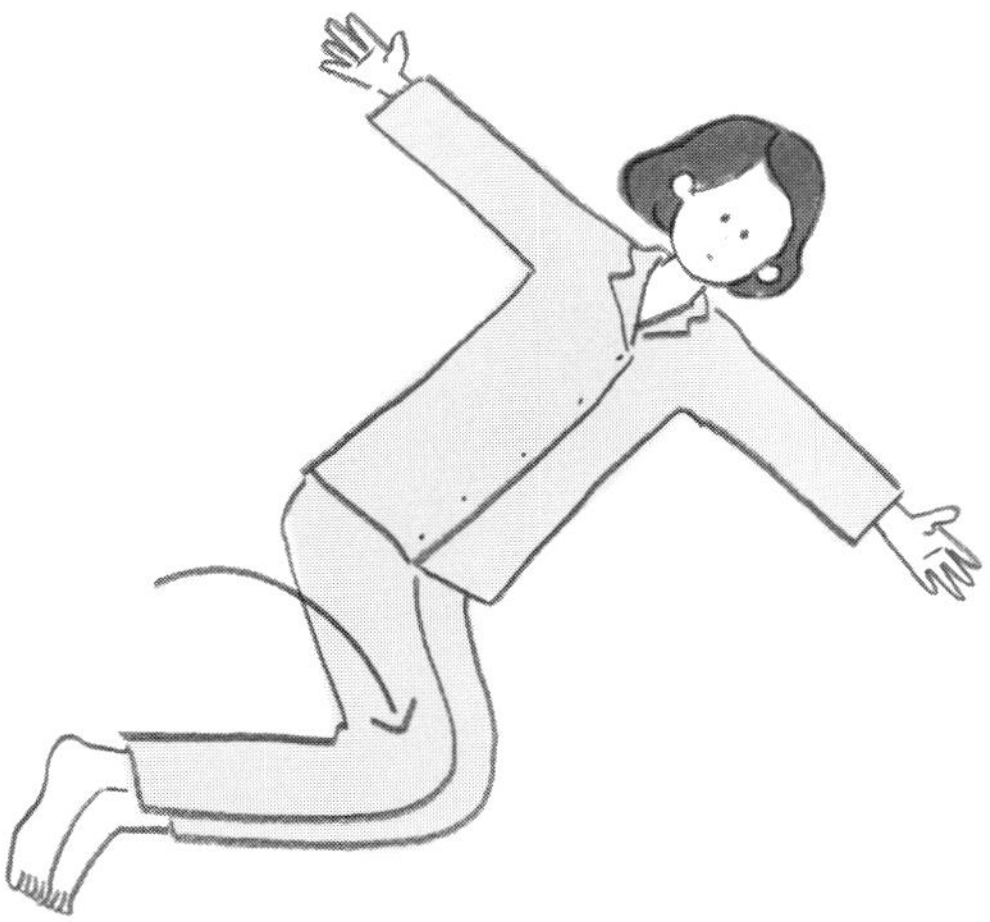

3

左右を交替

同じように両ひざを右へ倒して左の肩甲骨周りを伸ばす。５秒キープし、元に戻す。

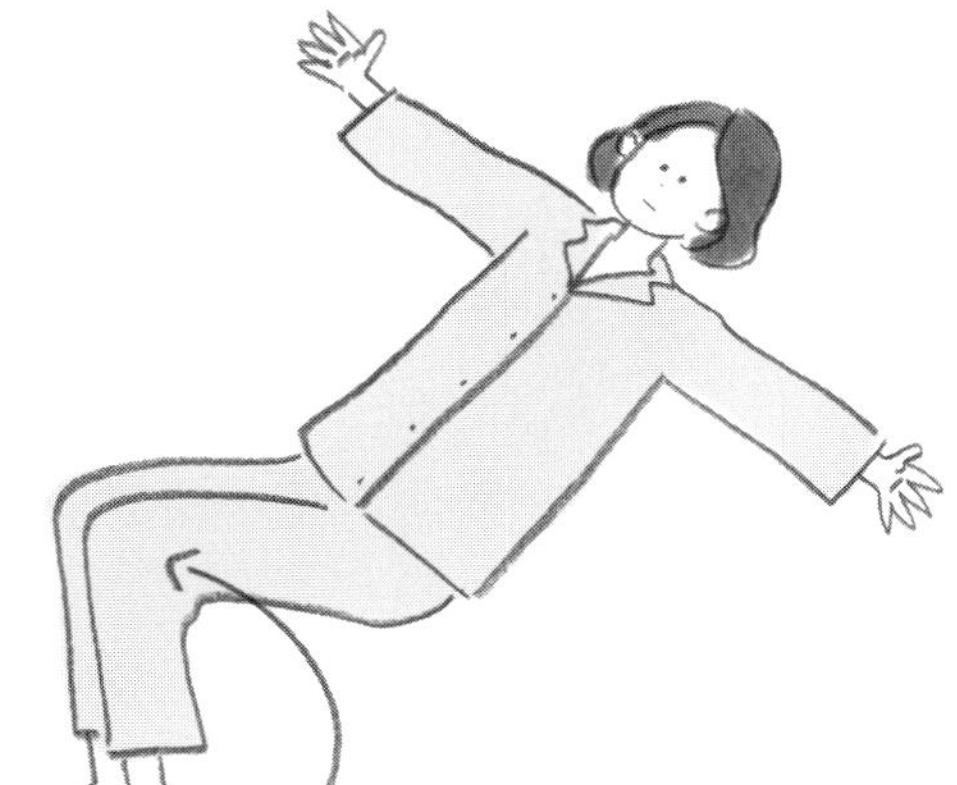

1〜3を
5回
夜 1セット

POINT

ひざを倒したとき、肩甲骨が床から離れないように。ひざはゆっくりと倒して、筋肉をジンワリ伸ばす感覚で。

両耳引っ張り

聴覚系には、「聞く」だけでなく、「平衡感覚を保つ」役割も。耳を引っ張ると身体のバランス感覚が良くなります。頭の筋肉をほぐす効果も大。

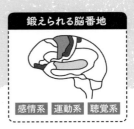

鍛えられる脳番地

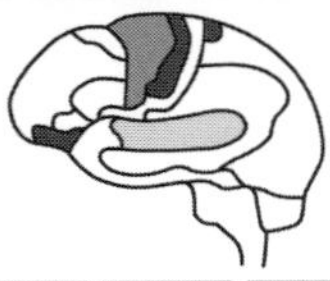

感情系　運動系　聴覚系

1

指で耳をつまむ

椅子に座り、背すじを伸ばす。両手の指で両耳の上側をつまむ。

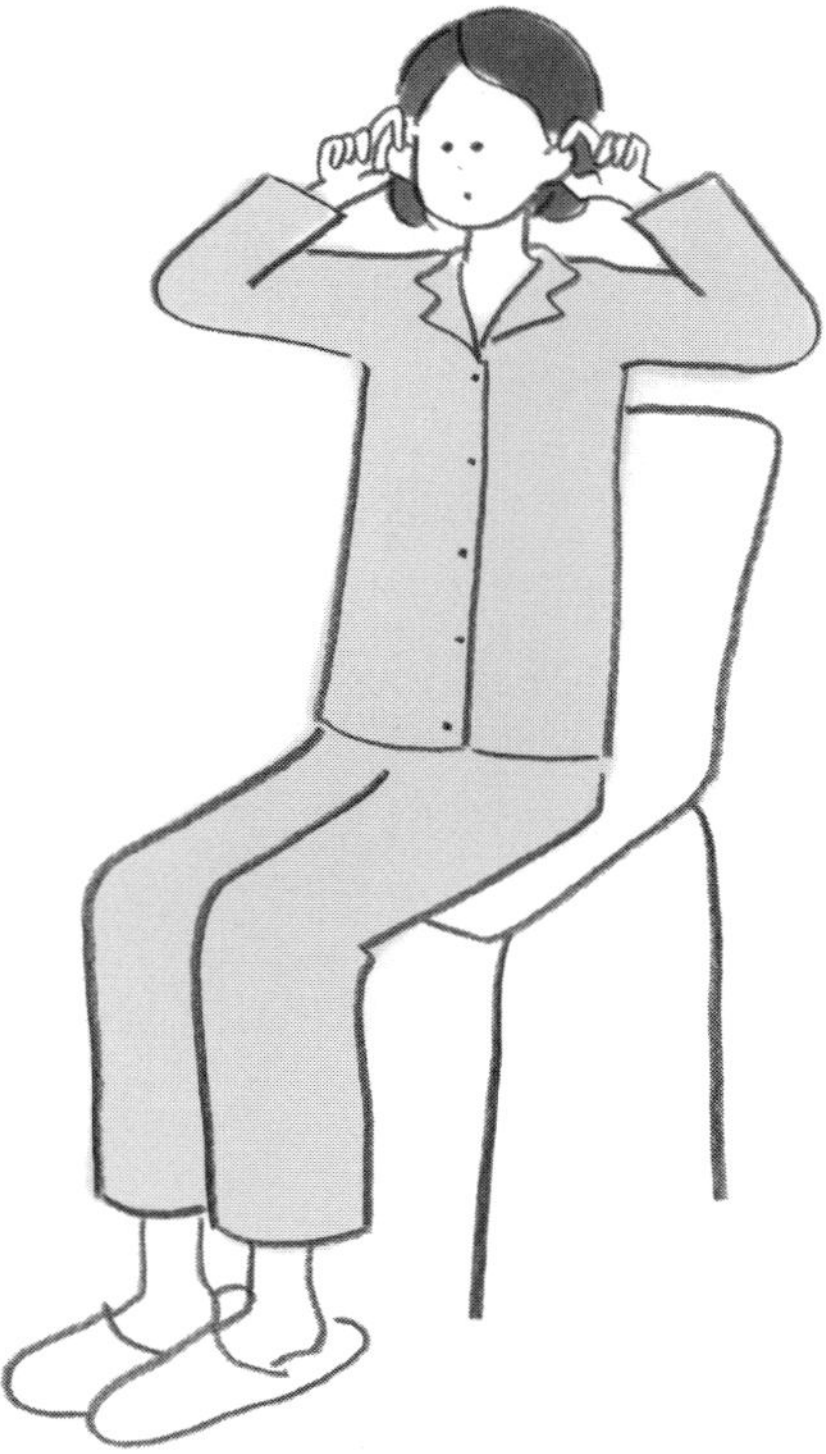

2

耳を引っ張る

両耳を斜め上45度の方向にゆっくりと引っ張る。5秒ほど引っ張って、ゆっくり元に戻す。

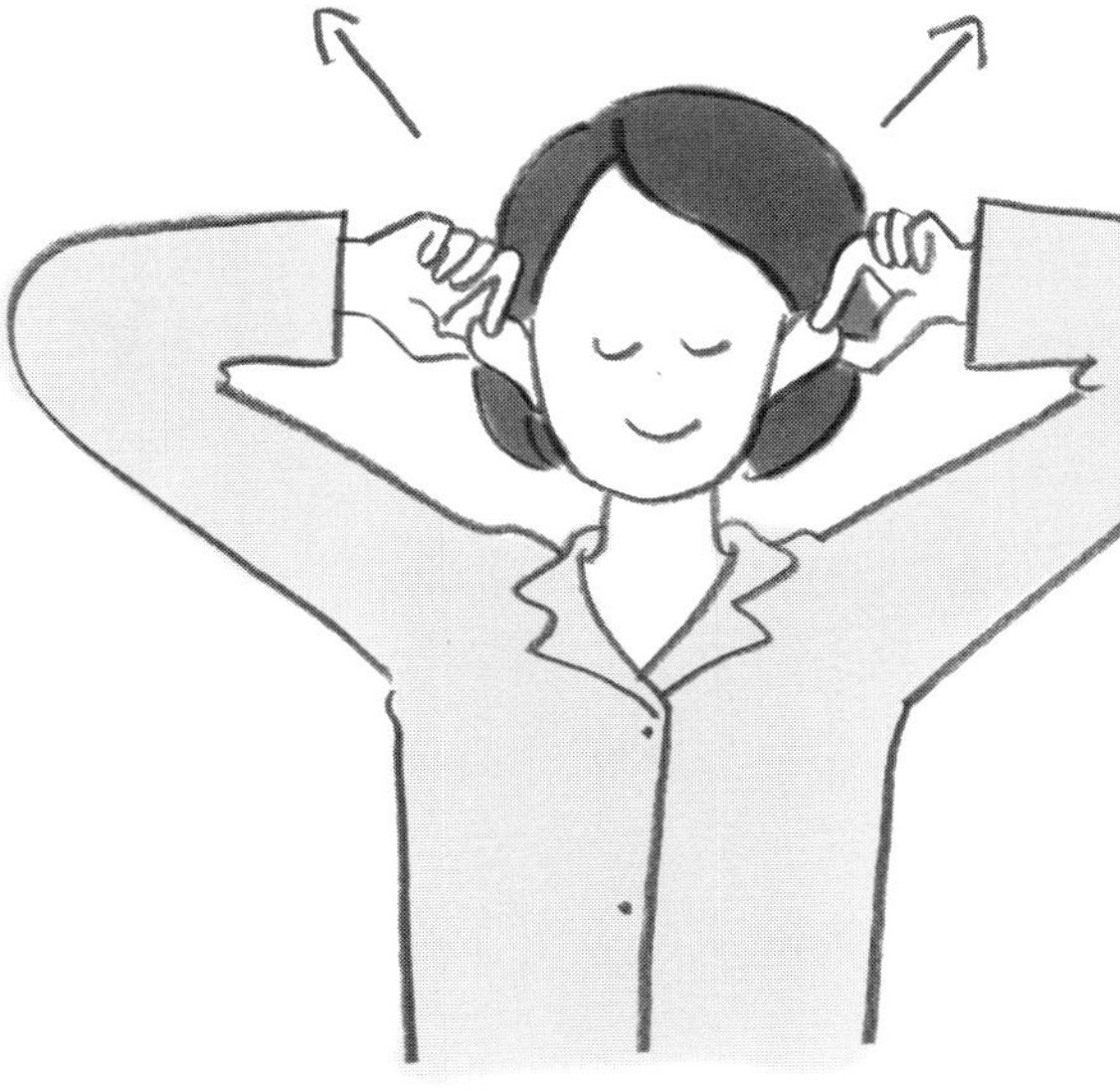

1～2を
3回
夜 1セット

POINT

両耳を引っ張りながら音に注意を向ければ、聴覚の改善にも効果あり。気分転換効果も。

足指ほぐし

ギュッと縮こまりがちな足の指と指の間を開き、足先の血流をアップさせましょう。足先が柔軟でうまく使えると、転倒や外《がい》反《はん》母《ぼ》趾《し》の予防にも有効。

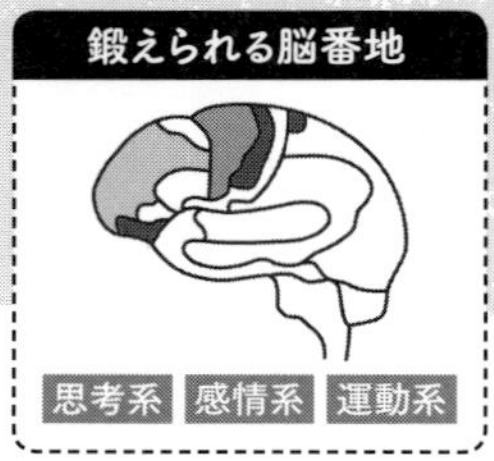

1

座って
手と足の指を組む

椅子か床の上に座り、左手と右足の指を組む。

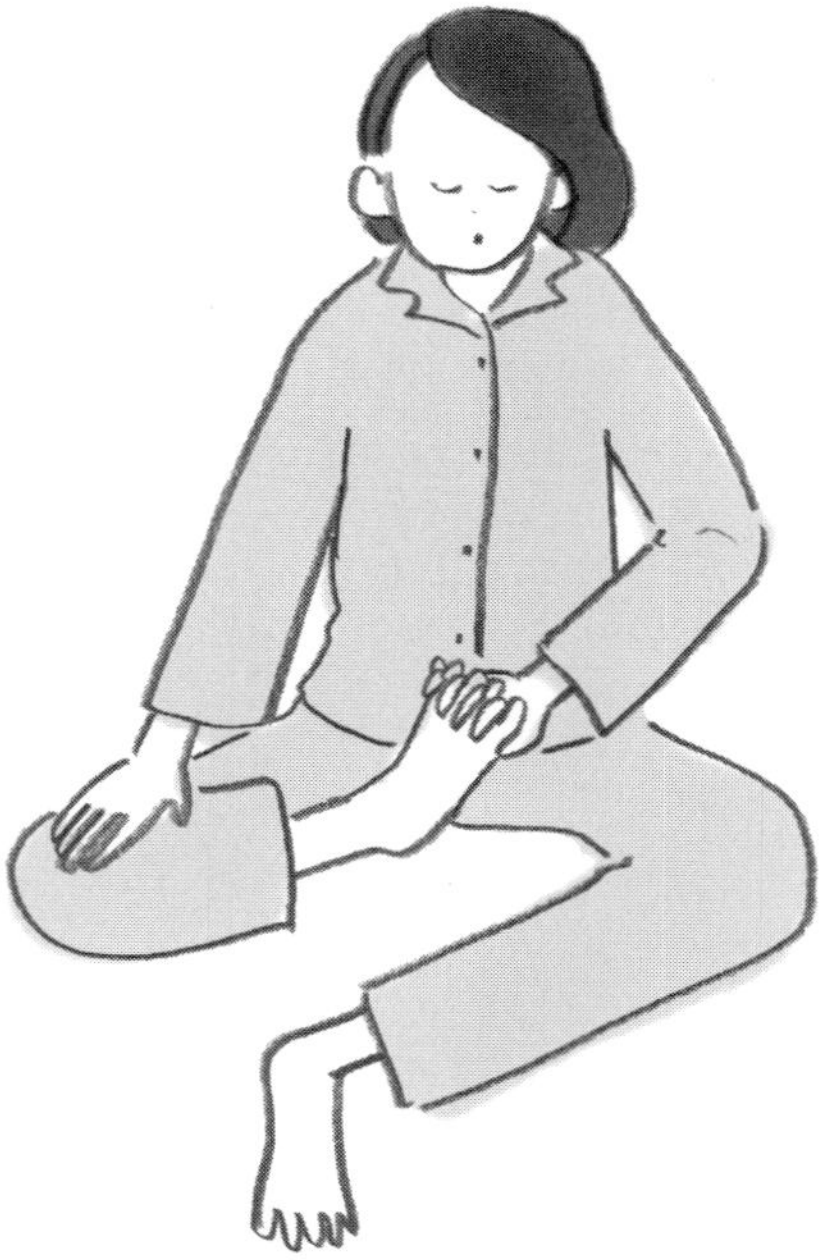

2

ギュッと握って緩める

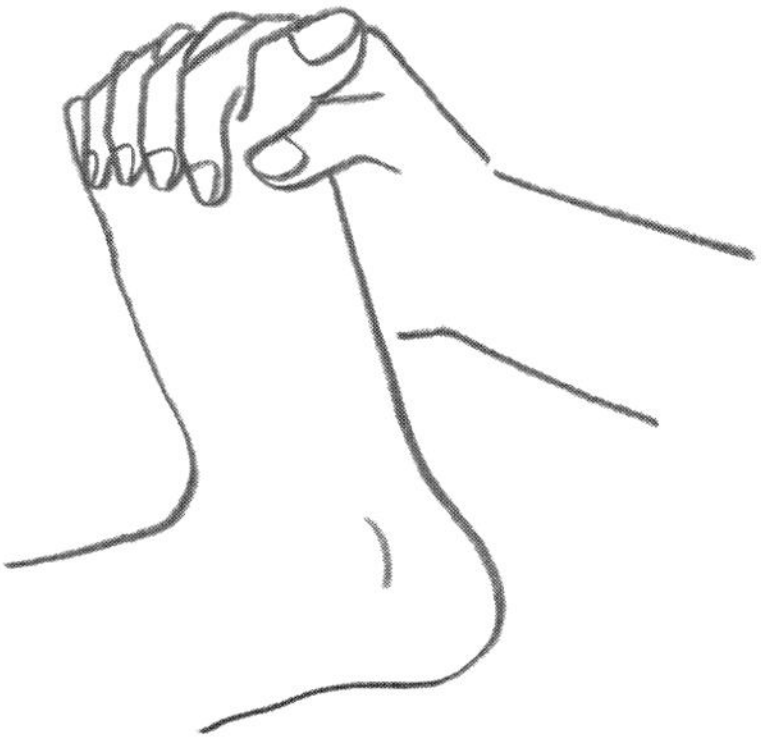

握手するように、ゆっくりと手足の指に力を入れて緩める。20回行う。

3

左右を交替

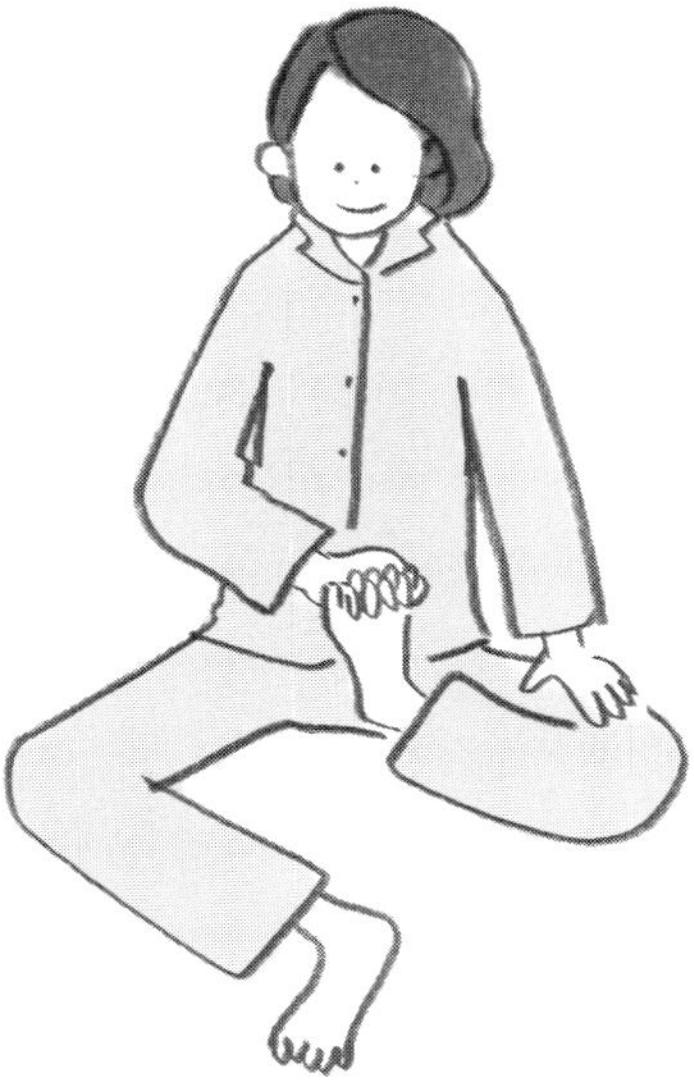

同じように右手と左足の指を組み、「ギュッと握って緩める」を20回行う。

1〜3を夜 1セット

POINT

最初はうまく足の指が開かない場合も、ゆっくり繰り返すうちにほぐれてくる。お風呂に入っているときに行うのもおすすめ。

かかと落とし

足首の強さは健脚の基本。かかとを上げ下げして、足首の筋肉をしっかり伸ばしましょう。ストンとかかとを下ろす刺激で、脳の働きも良くなります。

鍛えられる脳番地

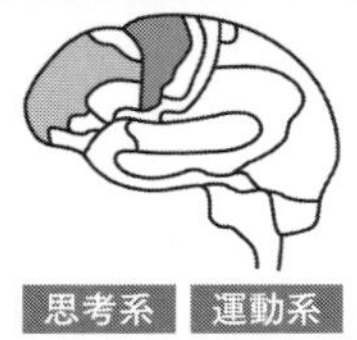

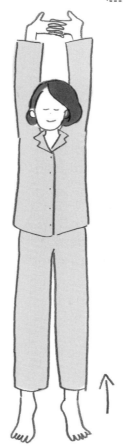

1

背伸びをする

背すじを伸ばして立ち、息を吸い込みながら背伸びをする。かかとをできる限り持ち上げる。

2

かかとを下ろす

息を吐きながら、ストンとかかとと腕を下ろす。

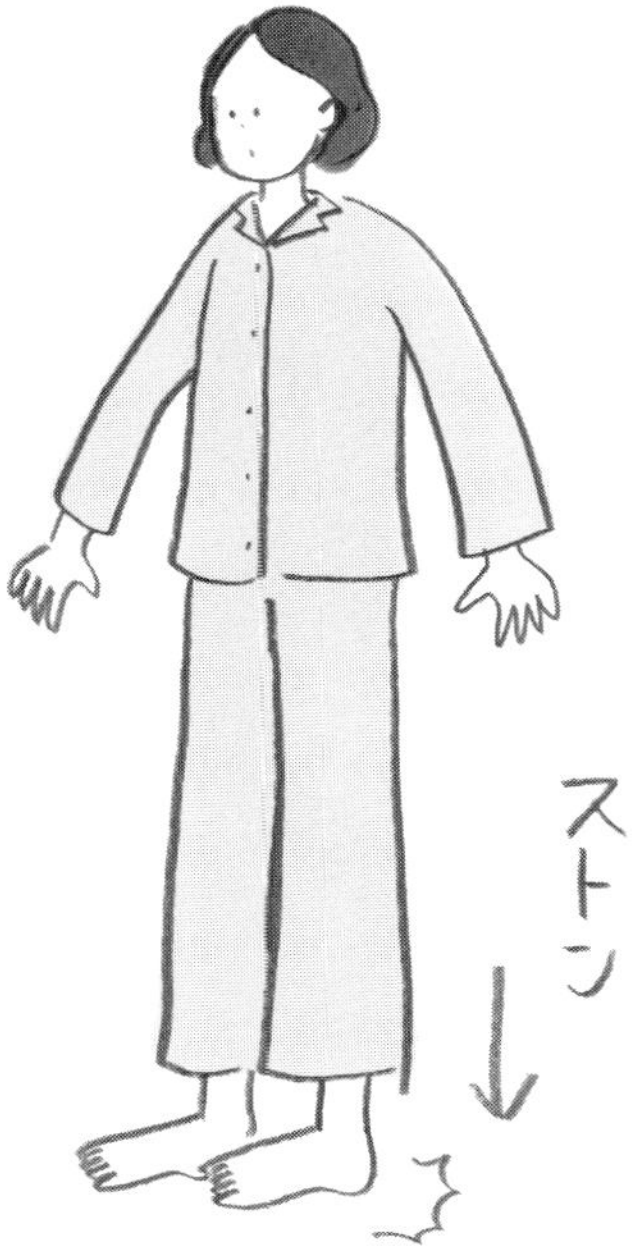

応用編

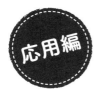

タオルを丸めて爪先の下に敷くと、より大きく動ける。ふくらはぎまで刺激され、血液循環がアップ。テーブルや壁などに手をついてかかとを上げ下げしよう。

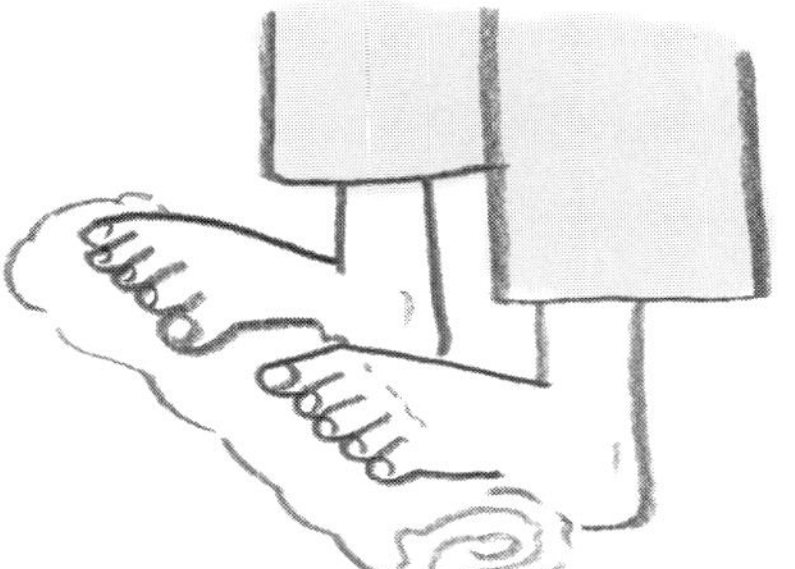

1〜2を
10回
夜 1セット

POINT

かかとの「ストン」を強めにすると骨にも良い刺激に。骨粗しょう症の予防にも最適。

ねじり壁タッチ

腰の痛みをほぐすには「ねじる」運動で血行を良くするのが効果的。全身がリラックスするので、安眠効果も期待できます。

鍛えられる脳番地

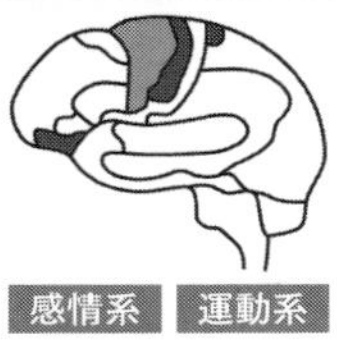

1

壁際に立つ

壁を右側にして、20センチほど離れて横向きに立ち、両足を肩幅に開く。

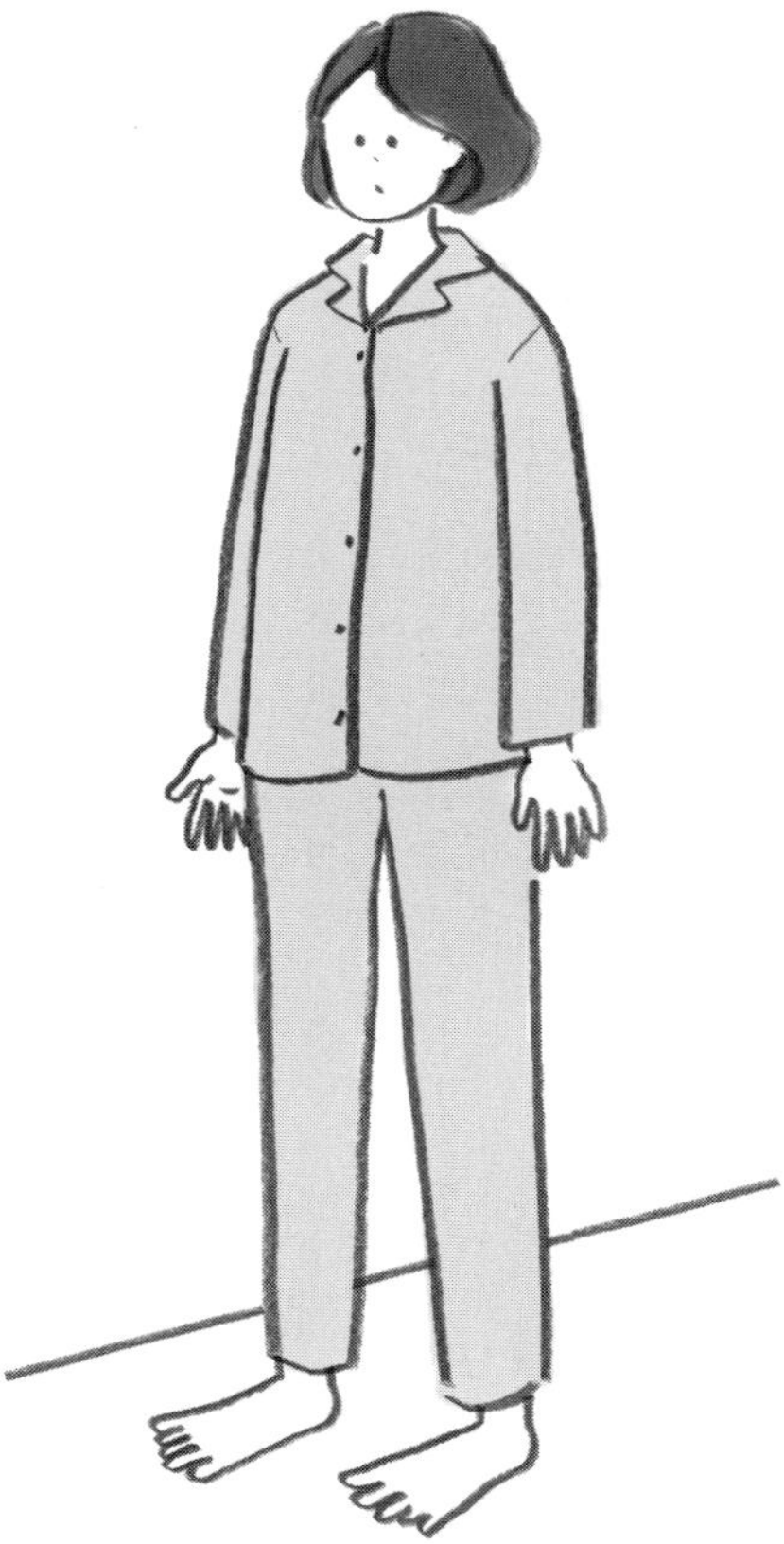

2

上半身をねじる

腰から上を右にねじり、両手を壁について10秒キープしてから元に戻す。

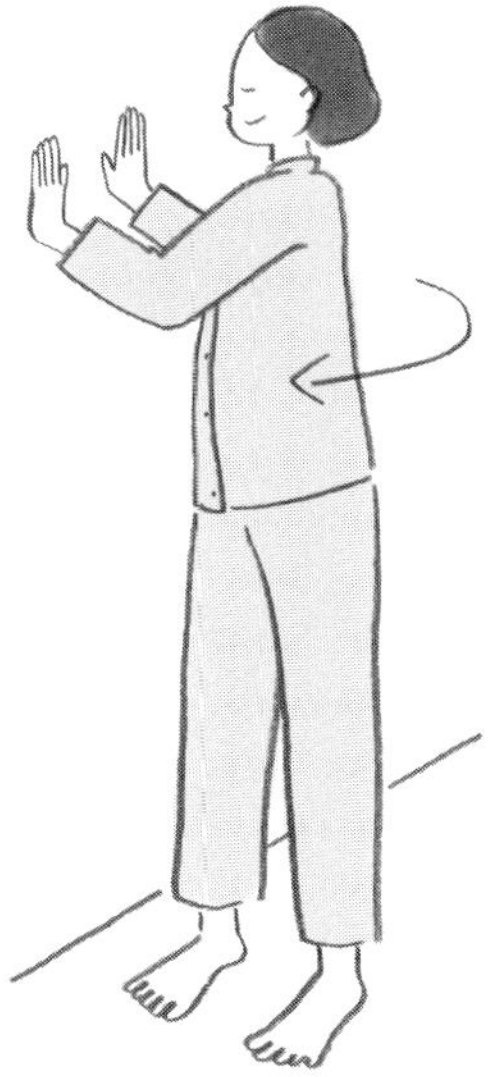

3

左右を交替

壁が左側にくるよう逆向きに立ち、同じように腰から上を左にねじり、10秒キープしてから元に戻す。

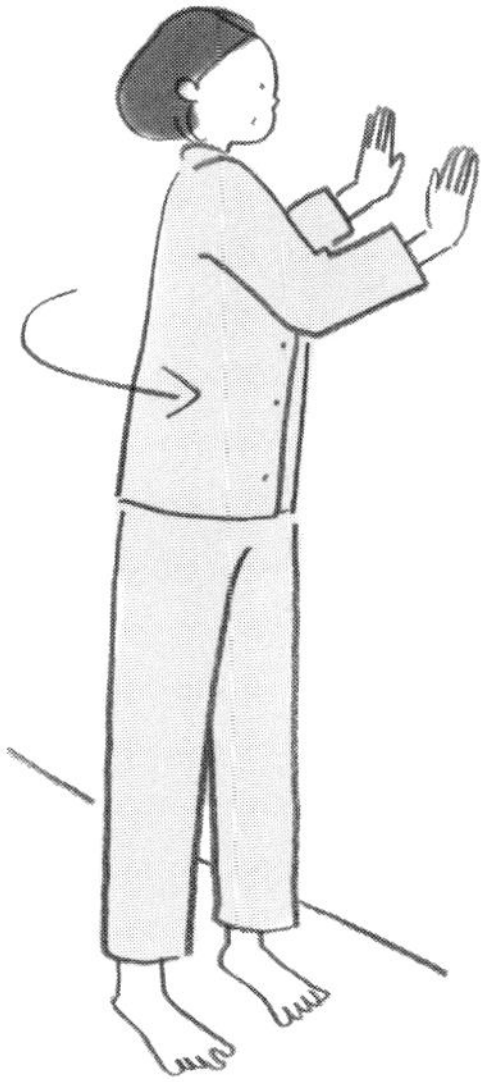

1～3を
5回
夜 1セット

POINT

横向きが簡単なら、壁に背を向けるように斜めに立ち、さらに大きくねじろう。

お尻歩き

この運動では腰がほぐれるだけでなく、背骨がシャンとして脳と身体の連携がスムーズに。体幹が鍛えられるので、つまずきや転倒の予防にも。

鍛えられる脳番地

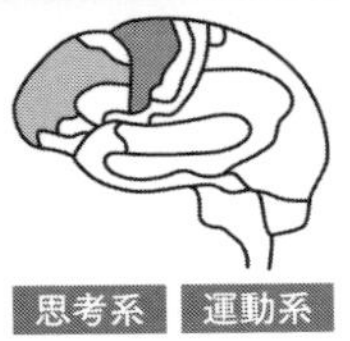

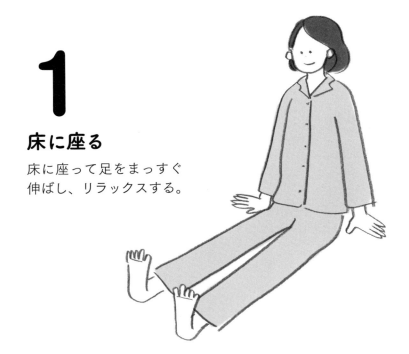

1

床に座る

床に座って足をまっすぐ伸ばし、リラックスする。

2

前に向かって移動

左右のお尻で歩く。腰をひねり、腕を振って前に1メートルほど移動する。

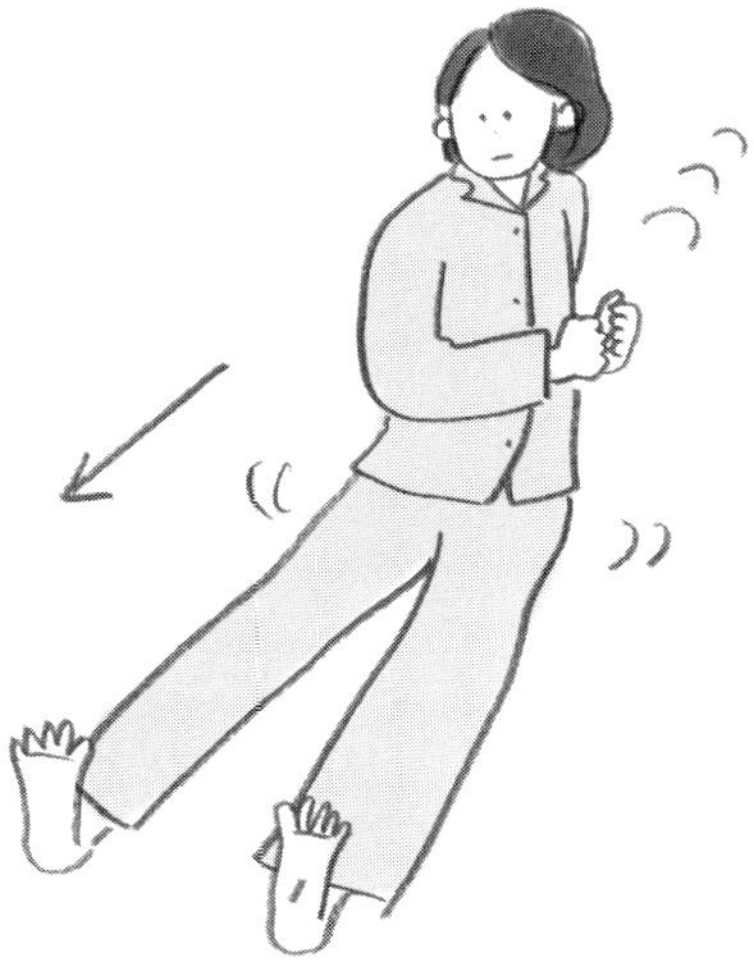

3

後ろに向かって移動

同じ要領で、後ろに向かって移動。元の位置まで戻る。

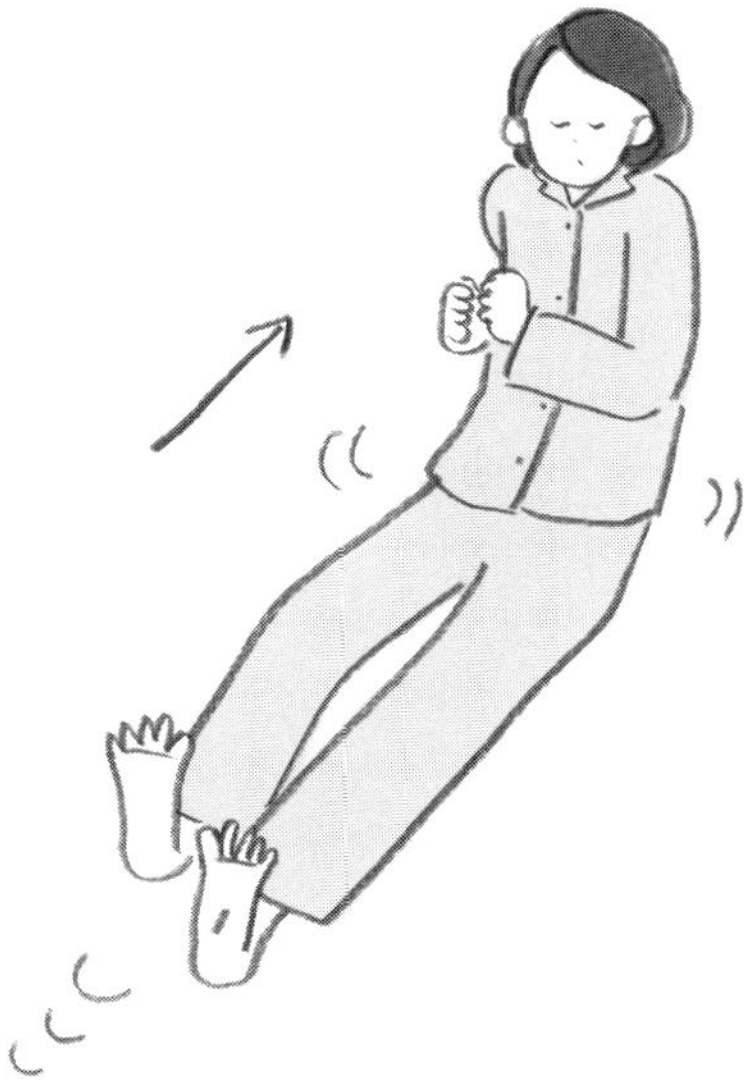

1〜3を
3往復
夜 1セット

POINT

フローリングなど、滑《なめ》らかな床の上で行うこと。難しいときは、しっかり腕を振るのがコツ！

カウントしながらシャンプー

「いつもの作業」にかかる時間はどれくらい？　目をつぶりながら数を数えて、自分の感覚と「実際」の時間経過とを比べてみましょう。

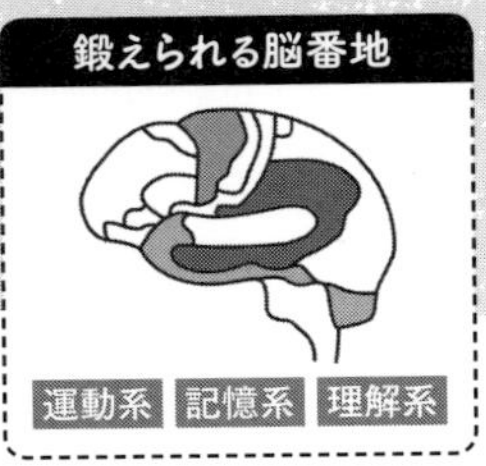

1

シャンプー前に時刻を確認

髪を濡らし始める前に、浴室のリモコンで時刻を確認。

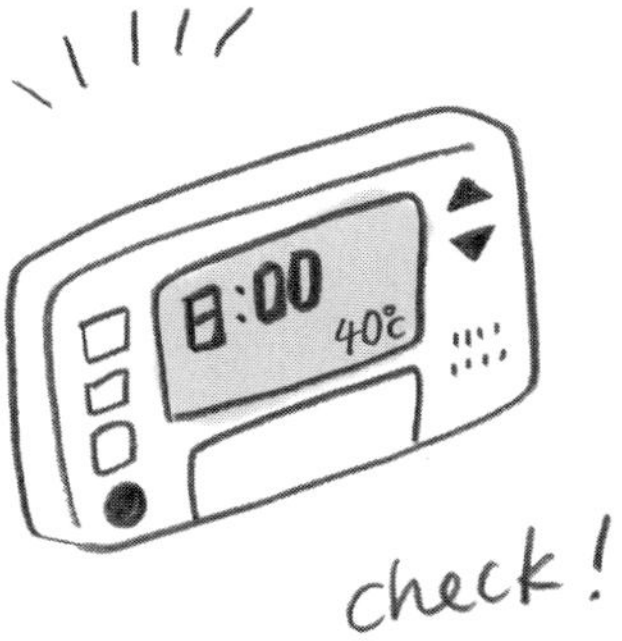

2

数を数える

髪を濡らし始めた時点から、1、2、3……とカウント開始。頭の中で、できるだけ正確に「秒数」を数える。

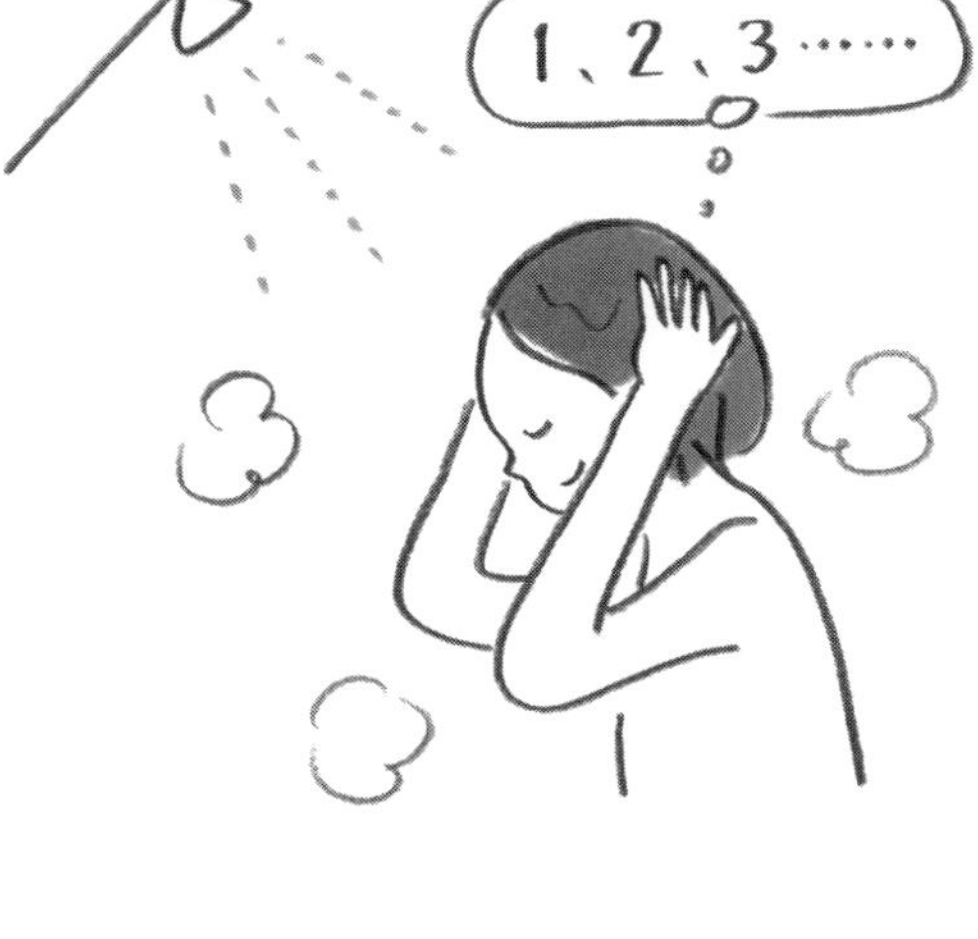

3

シャンプーが終わったら

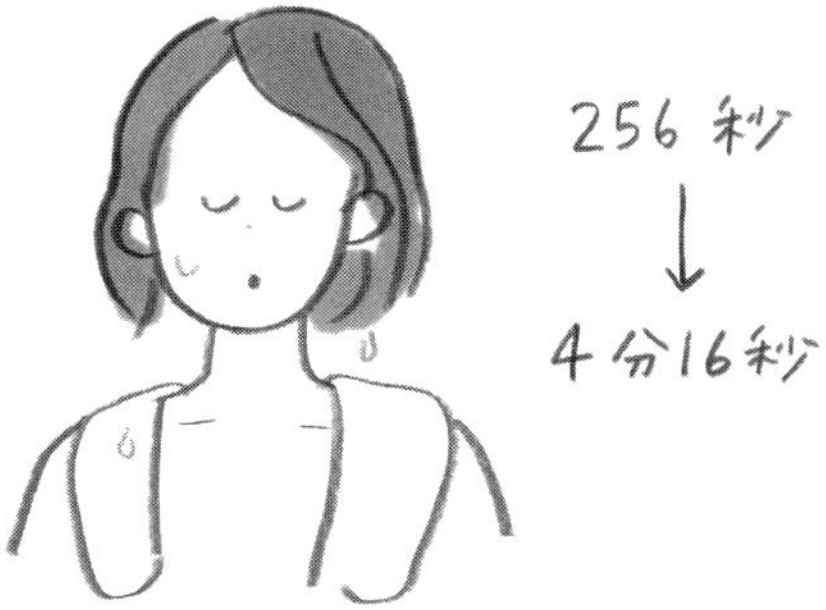

髪を濡らし、シャンプーを泡立て、しっかり洗い流した後、頭の中の「秒数」を「分」に換算。256秒なら「4分16秒」、約4分時計が進んでいるはず。

4

答え合わせをする

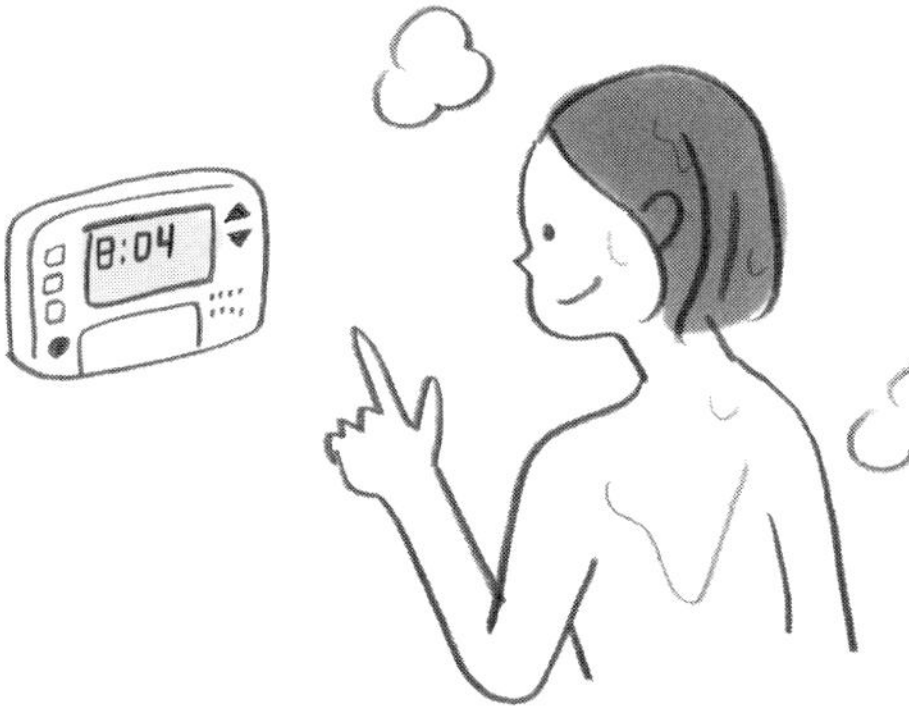

目を開けて時刻を確認。

1〜4を シャンプー するたびに

POINT

「正解」でなくてもOK。ゲーム気分で自分の時間感覚と実際とのズレが少しずつ小さくなるようトライ。

疲れ目ほぐし

スマホやパソコンの画面を見つめる時間が多い現代人は、目が運動不足。目を動かして筋肉をほぐしつつ、色々な視覚情報を脳に取り込みましょう。

鍛えられる脳番地

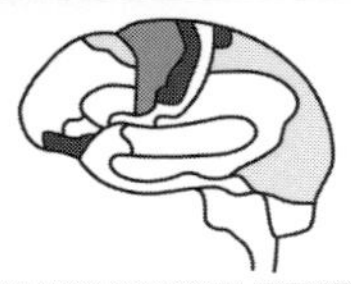

感情系　運動系　視覚系

1

真上と真下を見る

思い切り上目遣いで、真上を見て５秒キープ。その後は真下を見て５秒キープ。

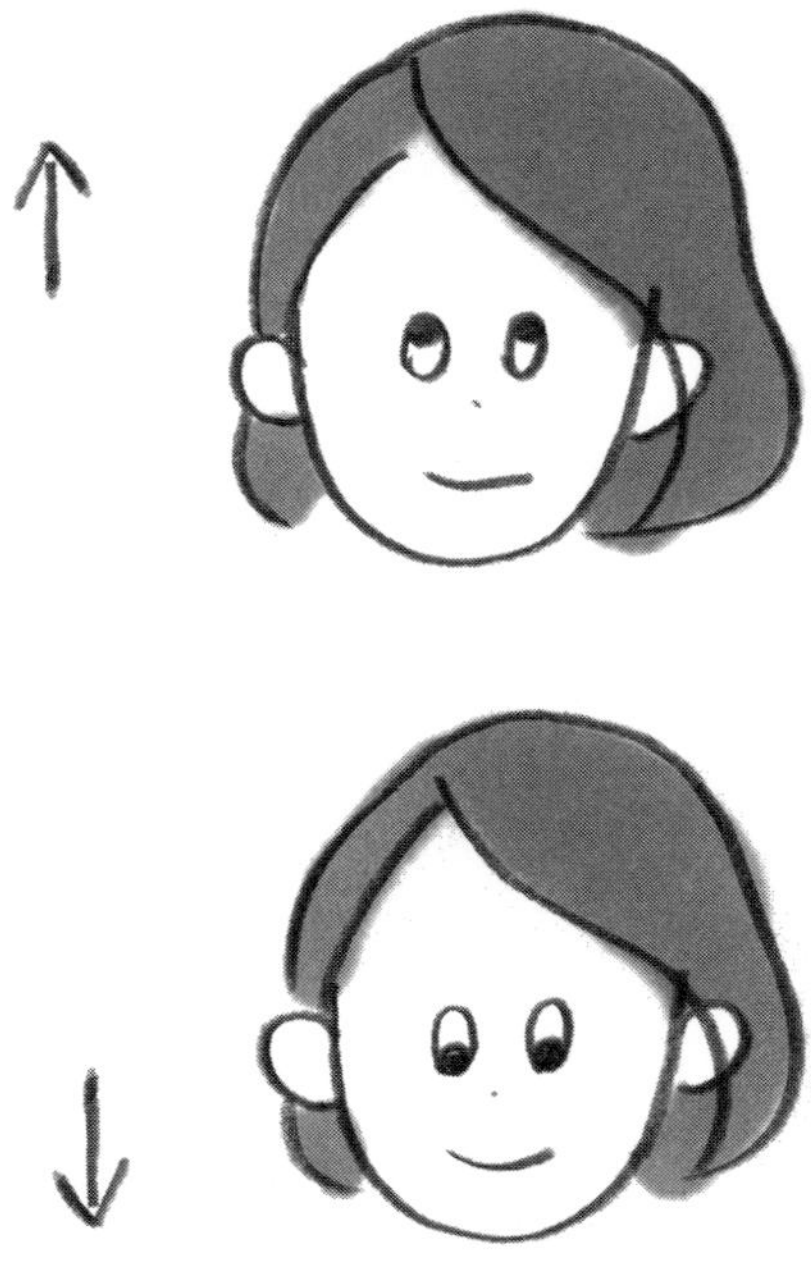

2 右と左を見る

続いて、右を見て５秒、左を見て５秒キープ。

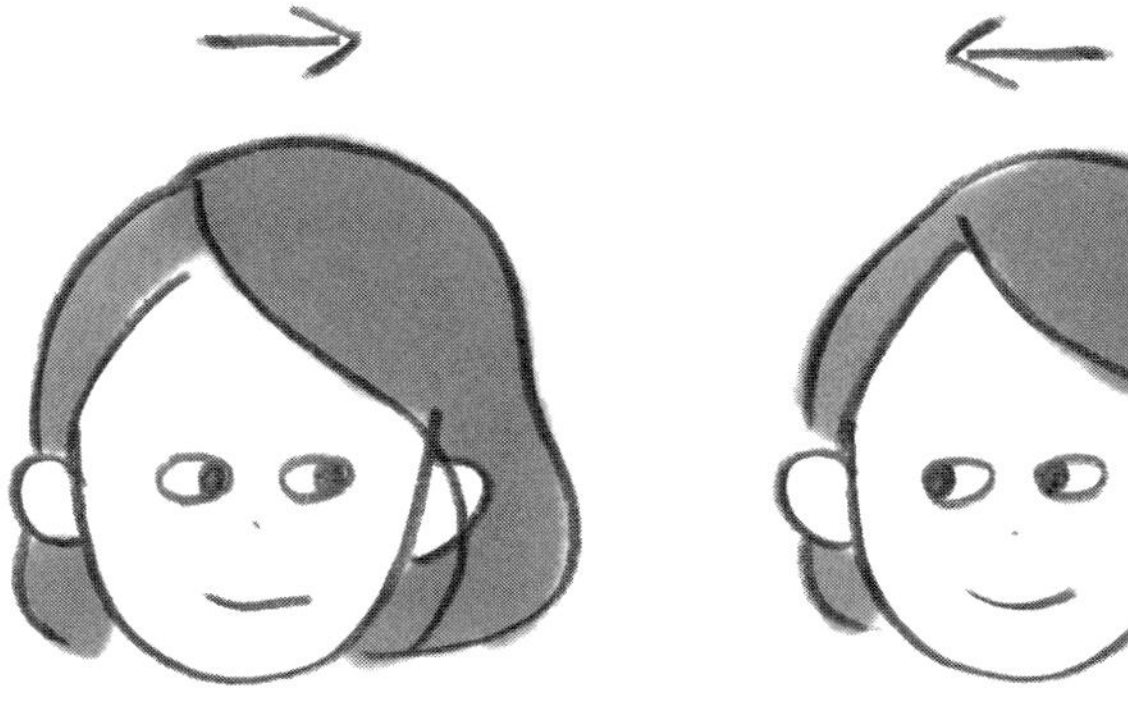

応用編

目の向きと反対の方向に舌を動かし、顔全体の筋肉をほぐす。

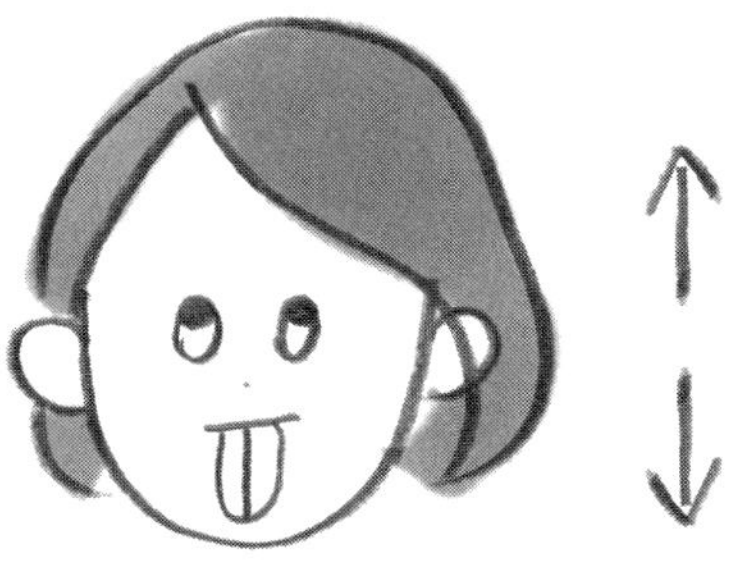

1～2を
5回
夜 1セット

POINT

顔は正面で固定。顔を動かさずに目だけを動かして、できるだけたくさんのものを視界に入れられるようにトライ！

くつろぎ瞑想

瞑想《めいそう》は、複数の情報を管理して司令塔の役割をしている「超前頭野」の活動をいったんしずめ、雑念をリセットする効果があります。

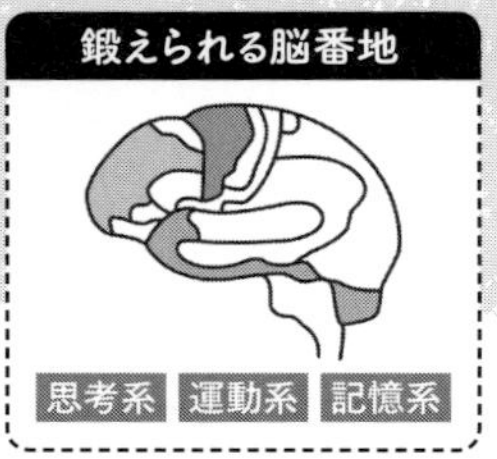

1 椅子に座る

椅子に深く腰かけて姿勢を正す。好きな置物など、どこか1点「見つめる場所」を決める。

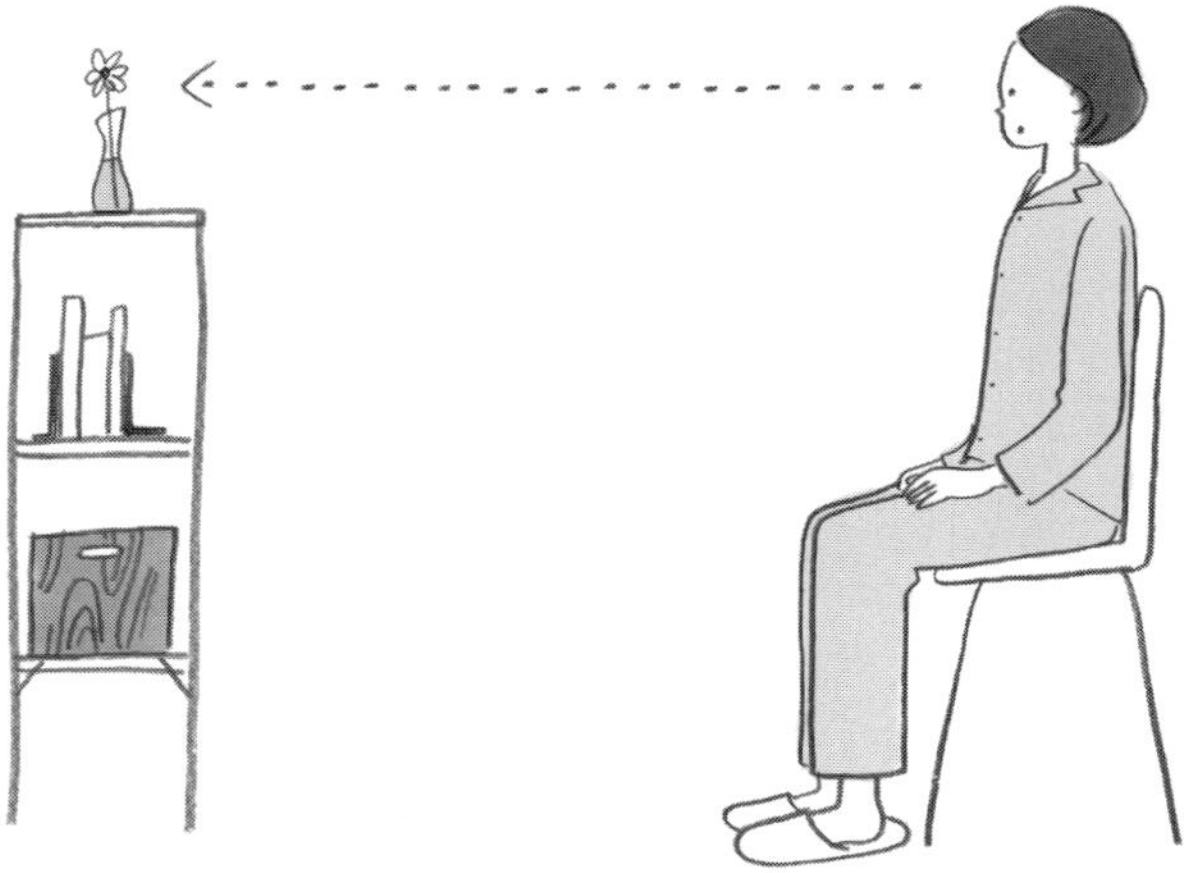

2 数を数える

その1点を見る以外のことは考えず、1、2、3……と頭の中でゆっくり数を数える。

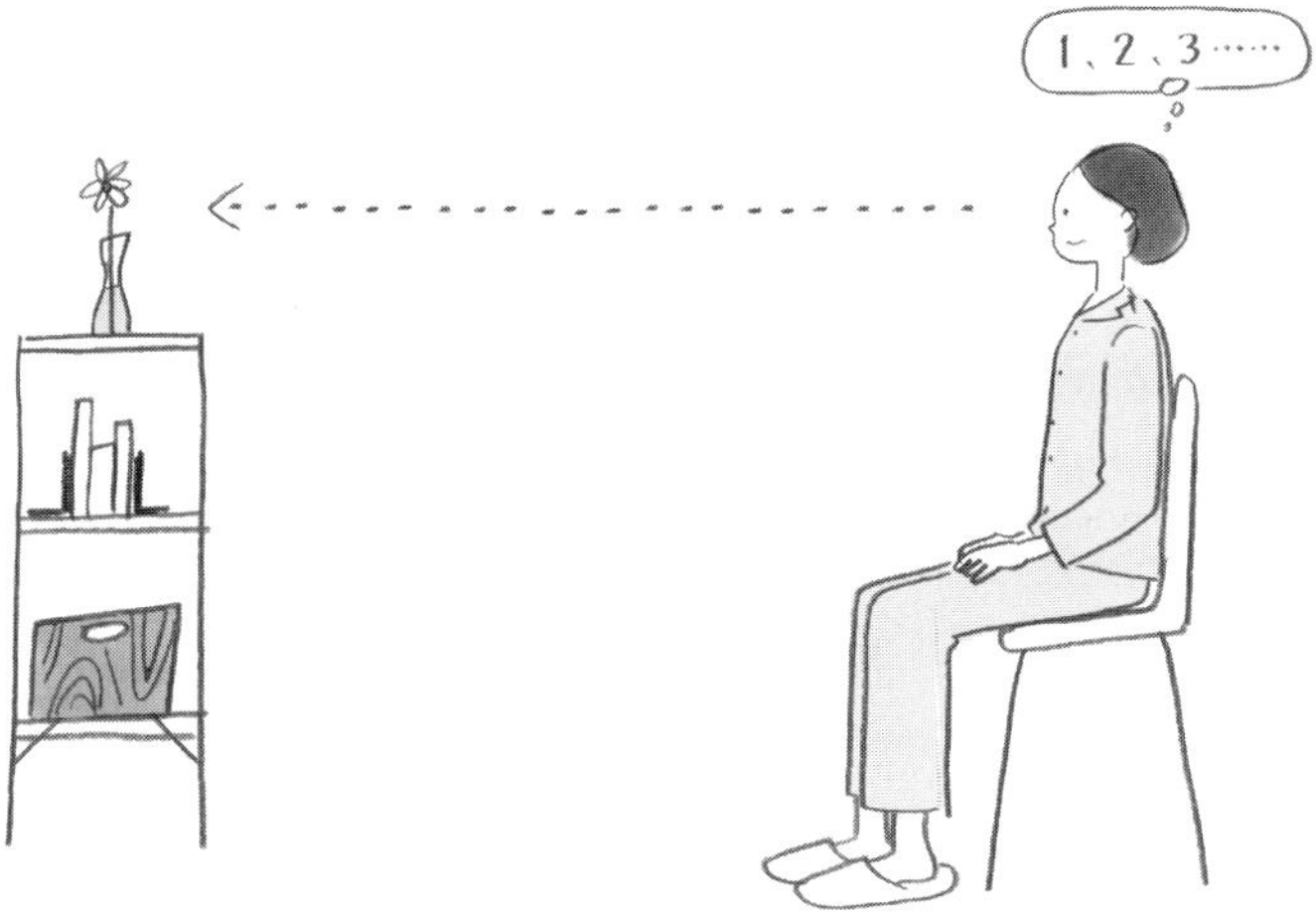

3 リラックスする

30までできるだけゆっくり数えたら、姿勢を緩めて力を抜く。

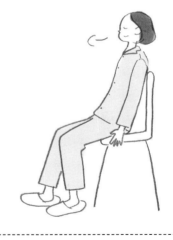

1〜3を
夜 1セット

POINT

1日の最後に、身体と脳にくつろぎのひとときを。事前に周囲を片づけて視覚情報を少なくしておくと、上手に集中できる。

column

粗大運動と微細運動

運動には「粗大運動」と「微細運動」があります。

粗大運動は、ボールを遠くまで投げたり、高く跳んだり、速く走ったり、重いものを持ち上げたりする動き。

微細運動は、「力加減」を的確に行う必要のある動きです。

卵を潰《つぶ》さず、かつ落とさない程度の力で握る、といった加減ができるかどうか、ということです。

脳の働きと深く関連するのは、微細運動のほうです。

認知症が進むと、この調整ができなくなります。針を持つときには「つかむ」べきか「つまむ」べきか、といった判断もつかなくなります。

PART 2にも、力の調整を必要とするエクササイズがたくさん出てきましたね。

いずれも「強く」「速く」を求めるハードな粗大運動とは、目的が違います。無理に力を入れすぎたり、急いで行ったりするのは禁物。スピードは出さずに、ゆっくり考えながら行うことのほうが、脳への良いトレーニングになるのです。

PART 3

認知症をくいとめる！日常生活の工夫

規則正しい生活によって、
日々成長する脳を作りましょう！

1　日常の変化を楽しむ

◆感情系脳番地を育てる「発見」と「コミュニケーション」

ＰＡＲＴ３では、認知症を防ぐ生活習慣についてお話しします。

認知症は「出来事記憶」が失われる症状であることは、もうご存じですね。

では、日常生活でどんな工夫をすればそれをくいとめられるでしょうか。

キーポイントは「感情系脳番地」にあります。

長年の研究でわかったのは、感情系が一生かけて伸びていく脳番地であること。そしてさまざまな経験をすればするほど、その成長が高まるということです。

感情系脳番地は記憶系脳番地と隣接し、喜怒哀楽を感じるたびに記憶系脳番地を刺激します。

喜怒哀楽を感じるきっかけは、「出来事」の経験です。出来事に触れるたびに感情が動けば、認知症は防げます。

そこで大切なのは、日常に変化をつけること。同じことを繰り返す単調な生活はＮＧ。いつもと違う何かがあってこそ、発見や感動があるのです。いつもと違う道を通って買い物に行く、めずらしい食材を買ってみる、街並みや風景を意識してじっくり見るなど、日常を楽しむことを心がけましょう。

ＰＡＲＴ２のエクササイズも、こまめにメニューを変えると良いでしょう。もちろん、好きなメニューなら毎日続けてＯＫ。「好き」は大事な感情ですし、「できないことができるようになった」という喜びも感じられるからです。

そしてもう一つ重要なのが、他者とのコミュニケーション。会話や心のふれあいは、一人でいるときとは比べものにならないくらいの感情の動きをもたらします。

ただし、良い感情ばかりではなく、怒りや不満を感じることもあるはず。人との関係を壊したり、信頼を失ったりするような言動は避けなくてはいけません。

感情系を育てつつ、理解系で把握する――こうした連携プレーのもとにコミュニケーションを楽しみ、変化に富んだ毎日を生きていけば、脳は一生、衰えることはないでしょう。

2 全身が見える鏡を置く

◆姿勢を正して、脳に酸素を送り込む！

脳が成長するには、三つの要素が必要です。

一つ目は**「栄養」**。毎日の食事をしっかり摂《と》って、エネルギーを送り込まなくては脳が働きません。

二つ目は、すでにご存じの**「経験」**です。変化に富んだ毎日の出来事を、感情豊かに受け取って記憶していくことが大事です。

三つ目は**「酸素」**です。神経細胞の代謝には酸素が不可欠。酸素があればあるほど、脳は成長するのです。

PART2でも、深呼吸を伴うエクササイズが登場しましたね。

では、生活習慣上では、酸素を取り込むために何に気をつければよいでしょうか。

その答えは**「姿勢」**です。

年齢とともに、姿勢は前かがみになりがちです。すると呼吸が浅くなり、脳に十分な酸素が行きわたりません。悪い姿勢によって痛みや凝りが生じれば、思考系脳番地に負担がかかり、さらに酸素を多く使ってしまいます。

そこでおすすめなのが、部屋に全身が見える鏡を置くこと。顔の表情やメイクの出来栄えだけでなく、「立ち姿」を毎日チェックすることが有効です。

肩甲骨をキュッと寄せて胸を張り、腹筋に力を入れましょう。その姿を鏡に映したら、見違えるほど若々しく見えるはずです。

ちなみに、良い姿勢を保つには、腹筋、中でもインナーマッスルの力が必要です。体幹で身体を支えれば前後左右のバランスが整います。結果として足腰の痛みが和らぎ、転倒のリスクも減るでしょう。

そして何より、自分の全身を見ると「キレイに見せたい！」という意欲が湧いてきます。オシャレ心を喚起できるのが、実は一番の効用かもしれませんね。

3 1日1か所の片づけをする

◆片づけ・掃除・模様替えで理解系脳番地が目覚める

散らかった部屋はストレスのモトです。

探し物にも時間がかかるうえ、お客を招くこともおっくうになって、コミュニケーションの機会も失われてしまいます。

何よりも、部屋を見るたびに「自分は身の回りを管理できない人なのだ」と感じてしまい、前向きな気持ちがしぼんでしまうのが問題です。

しかし、どんなに乱雑な部屋も、手順を踏めば意外と簡単にキレイになります。

まずは、「引き出し一段だけ」「戸棚の左側だけ」など、**手をつけやすい小さなところから片づけましょう**。すると、「明日はこっちも片づけよう」という意欲が湧いてきます。

片づけを進めるときは、同時にモノを「分類」しましょう。「受け取った郵便物はこの箱へ」「家電の説明書はこのファイルへ」と**種類ごとに場所を結びつけると、記憶系脳番地が活性化します。**

部屋が片づいたら掃除をしましょう。掃除は、運動系脳番地を働かせる絶好の機会。掃除機をかけながら腕をグッと伸ばしたり、棚の上を拭きながら思い切り爪先立ちしたりすると良いエクササイズになります。「ここにホコリが溜まりやすいんだ」などと発見もできるので、視覚系脳番地もイキイキと働きます。

こうして片づけや掃除が習慣化すれば、理解系脳番地の「空間認識力」も育つでしょう。

半年に一回くらい、「模様替え」をするのもおすすめです。

家具の位置が変わると、部屋の光景もガラリと変化します。視覚系脳番地に新鮮な情報が送り込まれ、気分を一新できるでしょう。

こちらは、ふだんの掃除以上に体力が必要。重いものを持ち運びできる丈夫な足腰を維持するためにも、ＰＡＲＴ２の「昼のエクササイズ」をこまめに行いましょう。

4 新聞記事の「リード」を暗唱する

◆「数字」と「語尾」を正確に言えるか?

私のクリニックでは、「短い文章を読んで、一言一句そっくり復唱してもらう」というトレーニングを行っています。

ここでは内容を理解するのではなく(それももちろん大事ですが)、細部までそのまま再現できるかどうかがポイント。

年齢を重ねた人は若い人より経験豊富な分、文章の要旨をつかむのは得意です。反面、細かい語尾や細部はお留守になりがち。そうした「弱まっていく部分」を、このトレーニングで強化しているのです。

これを一人で行うとしたら、新聞記事の「リード」を利用するのがおすすめ。

その日のニュースから好きなものを選び、短く要旨を伝える「リード」か、もしくは冒頭の1～2センテンスを音読しましょう。

その後、新聞を閉じて、まったく同じように再現してみるのです。

クリニックで行うのは聴覚系脳番地のトレーニングなので声だけが頼りですが、ここでは音読・復唱だけでなく、思い出せる限り、紙に書きだしてみましょう。

ポイントは、「数字」と「語尾」です。

「25日の午前8時に」「賛成３９６票」などの数字と、「～した」「～する」などを正確に再現することが大事。「合意に至った」と「合意した」などの小さな違いにも気をつけましょう。

なお、選ぶ記事は、社説などの論説文ではなく、出来事の報道にしましょう。そのほうが「出来事記憶」にダイレクトに訴えるからです。スポーツ面などの記事もおすすめです。

書きだしたものを記録として取っておくのもよいですね。「○月○日朝刊」と書き添えてストックすれば、「世の中の出来事覚え書き」にもなります。

5 店員さんに話しかける

◆「質問」をすれば会話が続く！

退職したり、パートナーに先立たれたりしてコミュニケーションの量が減ると、認知症リスクは一気に高まります。

この力を司るのは伝達系脳番地。エクササイズは一人でも行えるものがほとんどですから、プラスとして、日常の習慣の中に人と言葉を交わす機会を設けることが大事です。

第一歩は、隣近所の人とあいさつをすること。

そしてもう一つおすすめしたいのが、買い物のときに店員さんと話をすることです。

釣銭をもらったときに「ありがとう」とひと言添えるのは一番簡単な方法。

しかし会話を続かせたいなら、もっと有効なのが「質問」です。

たとえば、スーパーの果物コーナーで、「この『ドラゴンフルーツ』って、どうやって食べるの？」「『低糖バナナ』って何？　甘くないの？」などと聞いてみるのです。

魚屋さんでは、「今日、一番新鮮なのは何？」と聞けば、一番のおすすめを教えてもらえるでしょう。「新鮮な魚ってどう見分けるの？」「モーリシャスのサーモンって、日本の鮭とどう違うの？」なども良い質問ですね。

こうして店員さんに「何を聞こうか」と思い巡らすのも、思考系脳番地の働きを高めることにつながります。

「地元のスーパーの店員さんはいつも忙しそうで……」という場合は、美容院やマッサージ店でおしゃべりを。施術には時間がかかるので、その間たっぷりと話ができます。店員さんの側も会話が弾んだほうが「お得意様」になってもらえるチャンスなので、積極的に話してくれるでしょう。地域に「おしゃべりできる人」をたくさん持っていると、いずれはそれが自分の脳を活性化させる源になるのです。

6 歯を大切にする

◆歯が抜けると、家の場所がわからなくなる!?

「おいしい!」は、感情系脳番地が大いに活性化する瞬間です。

毎日の食事、おいしく食べていますか?

ルーティンとして淡々と作って、栄養摂取のためだけに機械的に食べて……では文字通り「味気ない」もの。

自分や家族が、笑顔で食卓を囲める工夫をすることが大切です。

料理の味はもちろん、スパイスや調味料に凝ったり、器に凝ったり、盛りつけをキレイにしたりと、食卓周りにはさまざまな趣向をこらすチャンスがあります。こうして整えた食事を家族が喜んでくれたら、こちらもハッピーになりますね。

さて、そんな「食事を楽しむ」習慣を邪魔する強敵が、歯の衰えです。

80歳でも20本の歯を残そう、という「８０２０運動」は有名ですが、実際に20本の歯を残せている80歳は約半数であることがわかっています。

歯が衰えると、食べられるものが減って食事が単調になります。噛む力が衰えると、脳への刺激も減ります。口周りの咬筋は、運動系脳番地とつながっているからです。

歯が抜けると話しづらくなるので、コミュニケーションの機会が減るのも多大なデメリットです。

さらに、意外に知られていないのは、**歯を抜くと空間把握能力が落ちる**こと。

歯で噛むとき、脳は固形物の位置や大きさや固さを把握します。それは、モノの位置や部屋の形、家の場所といった情報をつかむのと同じ働きなのです。

この能力が落ちることが、将来の「徘徊《はいかい》」につながらないとも限りません。

ですから、毎日の歯磨きは万全に。前歯や奥歯、その裏側も含め、手や指先を細かく使って磨くことは、運動系脳番地を刺激することのみならず、将来の自分を守ることでもあるのです。

7 好奇心を持って若い世代と接する

◆「ラジオ」と「パンツ」が若々しさのモトになる!?

「伝達系脳番地」が一番鍛えられるのは、若い世代の人との交流です。

価値観も文化も言葉遣いも、こちらとは大違いな「宇宙人」――。

などと思って終わらせたら、何も得るところはありません。好奇心のままに、「それ、流行《はや》ってるの？」「どういうところが面白いの？」と質問して、彼らの世界をのぞかせてもらいましょう。

わからないものを、わかりたいと思う。**理解系脳番地から発せられるこうした好奇心こそ、脳を若返らせる秘訣なのです。**

「でも、あまりにも世界が違いすぎる」「それに、近くに若い知り合いがいない」という場合は、ラジオを活用しましょう。

若い俳優やアイドルがパーソナリティを務める番組を聞くのです。

これなら直接おしゃべりせずに、気楽に若い人の文化に触れられます。テレビと違って**「聴覚系脳番地」だけに集中できるので、聴力の改善にも役立ちます。**

その時々で流行っている音楽や、ファッションの情報も入ってきます。

そこで、そのファッションを取り入れ――るのはおすすめしません。

20代の間で流行っている服を着て街を歩くなどしたら常識を疑われます。「年相応の美しさ」を演出するほうが、よほど魅力的な人に見えるでしょう。

とはいえ……外から見えないところなら「常識破り」も面白いもの。

たとえばシックなブラウスの中に真っ赤な下着をつける、など。

赤は、感情系脳番地を刺激してワクワク感を生む色です。内心で「実はこんな下着をつけてるのよ～」とつぶやく、そんなイタズラ心も気持ちを浮き立たせます。

東京・巣鴨で有名な「赤パンツ」などは最高です。ちなみに、我が家では10代の次男が面白がって愛用しています。これもまた「異世代交流」の一つかもしれませんね。

8 「今日のエクササイズ日記」をつける

◆「予定」と「振り返り」で記憶力が強化される

日記は、認知症リスクを低くする有効な手段です。

なぜなら、日記は「出来事記憶」の記録だからです。1日の出来事を思い出すことによって、知らず知らずのうちに記憶力を強化しているのです。

「日記が続いたことがない」という人もいるでしょう。それは、「特に何もなかった」「書くことが思い浮かばない」と思ってしまう日が多いことが原因の一つではないでしょうか。

日常に変化をつけよう、とこの本ではおすすめしてきましたが、最初のうちはなかなか難しいかもしれません。

しかし心配はご無用。この本を読まれた皆さんには毎日書くべきことがあるのです。すなわち「エクササイズ」の記録です。

朝・昼・夜、好きなものを1個選んでエクササイズをすれば、少なくとも「3個の出来事」が起こっています。そして、それを気づいたことと合わせて記録しましょう。「今日は新聞紙がうまくたためた」「見つけた看板の文字を逆から読むのは難しかった」などの事実を簡単に書くだけでOKです。

朝も同じ日記を開いて、その日の「エクササイズプラン」を書くとさらに効果的。「今日はこのエクササイズ」と選び出し、いつ行うかも書いておきましょう。「歯を磨いた後に」「1時になったら」「ドラマを観ながら」「買い物しながら」など。すると、夜の振り返りがスムーズになります。

上級編として、1週間後に全エクササイズを振り返るという方法も。

1週間のうちにどんな運動をしたかを、思い出せる限り紙に書きだした後、日記を開いて答え合わせをしましょう。

こうして、出来事を繰り返し思い出すことが記憶を確かにします。

身体の変化に自覚的になるうえに、脳も成長を続けられるのです。

9 睡眠で脳と身体をしっかり休息させる

◆睡眠不足で「うつ症状」から「認知症」になるリスクが高い

睡眠は、脳と深い関係があります。

人間の身体は睡眠中に成長ホルモンを分泌し、傷ついた細胞の修復や老廃物の排出、お肌の細胞の入れ替えなどを行います。

こうした身体の修復は睡眠中に行われます。脳は深い眠りに落ちて疲労を回復しています。

さらに脳は睡眠中に「記憶や感情の整理」を行っています。

その日に起こったことのうち、どうでもいいことは忘れたり、大事なことを記憶にストックしたり、理解できなかったことを理解できるようにしたり、メンタルの状態を整えたり。

きちんと眠れていない人は、記憶力が低下するだけでなく、メンタルに不調をきたしがちになります。

1日の平均睡眠時間が6時間に満たない人がうつ病になる確率は、なんと40％にのぼるといわれています。

その原因はやはり脳にあります。**睡眠が足りないと脳が疲労を回復できないため、日中の活動量をセーブし、注意力が低下して感情や思考が平板になるのです。**無表情になって感情を表さなくなり、うつ症状から認知症へ……というケースは非常に多く見られます。

1日7時間以上の睡眠を、必ずとるよう心がけましょう。さらに、日中しっかりエクササイズをすること、外出して日の光を浴びることで睡眠が深くなります。

ちなみに「寝すぎ」も危険です。9時間以上寝ている高齢者は、認知症になる確率が高いというデータがあります。やはり7〜8時間の睡眠が、身体にも脳にもベストといえそうです。夜間に働く人は睡眠障害やうつ病になりやすいといわれています。お風呂や食事を早めにすませて、夜の9時前に寝ることを心がけましょう。規則正しい生活が認知症をくいとめるのです。

おわりに

認知症を防ぐエクササイズと生活習慣、いかがでしたか？

この本に書かれたことを実践すれば、「8つの脳番地」のすべてを短時間で鍛えることができます。

人はつい「使い慣れた脳番地」ばかりを使ってしまうもの。

視覚系ばかりに頼って聴覚系がお留守になっていたり、感情系は豊かなのに理解系はおろそかだったり。

使っていない神経細胞はどんどん衰え、やがて使えなくなります。

それはあまりにももったいない話ではないでしょうか。

脳は、神経細胞同士がつながるネットワークで活動する器官です。

一つの脳番地は決して単独で機能するのではなく、他の脳番地と連携して働きます。

不得意な脳番地を刺激することで、「底上げ」するとともに、得意な脳番地を使って他の脳番地を「引っ張り上げる」ことも可能です。

インドア派の方なら外に出て、知らない場所に出かけ、初めての店に入ってみましょう。

スポーツばかりしている方なら、読書をしてみましょう。

年々頑固さが増してきた方なら、人と笑って会話をしましょう。

使ってこなかった神経細胞を使えば、一生使われずに終わる可能性もあった神経細胞を掘り起こすことができます。

脳が持つ潜在能力は、老化に伴う下降線を超える力を持っています。

未知の世界に踏み出して、「老いない人」になりましょう。

明日、明後日、新しい自分と出会える毎日を送ってください。

この本がその一助となれば、これほどうれしいことはありません。

〈著者略歴〉

加藤俊徳（かとう・としのり）

脳内科医、医学博士。加藤プラチナクリニック院長。株式会社「脳の学校」代表。昭和大学客員教授。発達脳科学・MRI脳画像診断の専門家。脳番地トレーニングの提唱者。

14歳のときに「脳を鍛える方法」を知るために医学部への進学を決意。1995年から2001年まで米国ミネソタ大学放射線科でアルツハイマー病やMRI脳画像の研究に従事。ADD、ADHDなど発達障害に関係する「海馬回旋遅滞症」を発見。帰国後、慶應義塾大学、東京大学などで脳研究に従事。現在、加藤プラチナクリニックでは、独自開発したMRI脳画像法を用いて、脳の成長段階、得意な脳番地・不得意な脳番地を診断し、薬だけに頼らない脳トレ処方を行う。これまでに胎児から超高齢者まで１万人以上の診断・治療を行う。

著書に『アタマがみるみるシャープになる!!　脳の強化書』（あさ出版）、『脳科学者　加藤俊徳の脳若返り革命ドリル』（主婦の友社）、『50歳を超えても脳が若返る生き方』（講談社＋α新書）など多数。

著者による脳画像診断を希望される方は、
加藤プラチナクリニック（https://www.nobanchi.com/）までご連絡ください。

「脳番地」（商標登録第5056139号／第5264859号）

認知症をくいとめる！
１日３分「脳番地」トレーニング

2018年12月28日　第１版第１刷発行

著　者　加藤俊徳
発行者　安藤　卓
発行所　株式会社ＰＨＰ研究所
京都本部　〒601-8411　京都市南区西九条北ノ内町11
教育出版部　☎075-681-8732（編集）
家庭教育普及部　☎075-681-8818（販売）
東京本部　〒135-8137　江東区豊洲 5-6-52
普及部　☎03-3520-9630（販売）
PHP INTERFACE　https://www.php.co.jp/
組　版　朝日メディアインターナショナル株式会社
印刷所
製本所　図書印刷株式会社

ISBN978-4-569-84032-1